L'EAU QUOTIDIENNE ET LES FEMMES

Du même auteur

Odile Cotelle

GUIDE PRATIQUE DE RÉÉDUCATION URO-GYNÉCOLOGIQUE, Éditions Ellipses, 1985. (Prix de l'Académie nationale de médecine 1985. Prix de la Fondation de France 1985.)

Docteur Odile Cotelle-Bernède
et
Monique Charron

L'eau quotidienne et les femmes

Petits soucis et grands tracas liés à l'absorption d'eau

Stock

Introduction

Ce livre s'adresse à celles qui ont toujours soif ainsi qu'à celles qui n'ont jamais soif. Loin de nous l'intention d'empêcher de boire (de l'eau) toutes celles à qui cela fait du bien – entendez : ne fait pas de mal.

Mais l'égalité n'étant pas de ce monde, il arrive qu'en suivant la mode – *celle qui consiste par exemple à boire ses deux litres d'eau dans la journée* –, une certaine catégorie de femmes se trouve confrontée à des désordres urinaires – *appelons-les plus simplement des « fuites »* –, et c'est tout de même le lot d'une femme sur quatre.

Certains sports, fort recherchés au demeurant : jogging, tennis, aérobic, danse, servent parfois de *révélateurs* à ce type de problèmes. Et pourtant, l'activité physique n'est-elle pas salutaire pour la santé, pour l'entretien de l'appareil cardio-vasculaire, de la musculature, du capital osseux?...

Dès lors, que faire? Peut-être est-il temps de s'interroger sur le bien-fondé de ces « idées reçues » et de quelques autres... ou du moins de se demander s'il ne serait pas de notre intérêt de nuancer tout cela plutôt que de tout prendre au pied de la lettre.

Sans vouloir critiquer les comportements des unes et des autres, nous avons cherché à comprendre les failles dans certains raisonnements tout faits et les raisons pour lesquelles ils ne pouvaient pas s'appliquer à chaque femme.

Si vous êtes de celles qui peuvent affirmer : « Ma vessie, connais pas », tant mieux ! Vous faites vraiment partie des privilégiées. Considérez ce livre comme un clin d'œil susceptible de vous distraire. Peut-être y trouverez-vous des situations familières, voire caricaturales, et serez-vous en mesure d'apprécier tout ce à quoi vous échappez.

Mais si vous vous sentez directement concernées, nous souhaitons que ce livre vous aide à corriger certains « faux plis » entretenant ces désordres et surtout qu'il vous apporte des solutions, puisqu'elles existent.

Dr Odile Cotelle-Bernède,
Attachée de consultation,
Maternité – Gynécologie,
Hôpital Lariboisière, Paris.

Monique Charron,
Journaliste médicale.

1

L'élément liquide

Son importance

IL ÉTAIT UNE FOIS L'EAU

« Tout ce que le cœur désire peut toujours se réduire à la figure de l'eau. »

Paul CLAUDEL, *Positions et Propositions.*

Parmi les quatre éléments de notre univers : eau, feu, air, terre, l'élément liquide acquiert une importance toute particulière, compte tenu de son symbolisme d'une richesse exceptionnelle.

C'est dans cet élément que depuis des millénaires nous déposons notre idéal de pureté. Pourquoi ?

Est-ce l'aspect cristallin et transparent de l'eau qui nous invite à de telles associations, est-ce son côté « transitoire » et mouvant qui explique notre désir d'y rattacher cette notion « éphémère » de pureté ?

Nous savons bien qu'à force de symboles nous avons conféré à l'eau une toute-puissance ; la preuve : une goutte d'eau pure suffit à purifier un océan, une goutte d'eau impure suffit à souiller un univers...

Qu'est-ce donc que cet élément liquide bénéfique et maléfique tout à la fois, capable d'agir en quantité infime (symbolisme religieux des aspersions), qui peut tour à tour favoriser la vie (eau originelle, échanges intra et extra-cellulaires), signer votre admission dans une communauté religieuse (baptême), apaiser votre soif et votre fièvre (vertus curatives des eaux médicinales), vous plonger dans une mélancolie infinie (les lacs ont toujours été des lieux d'inspiration pour nos poètes), tempérer les autres éléments (l'eau éteint le feu, se mélange à la terre qu'elle rend fertile), simuler la destinée de l'homme (l'être humain a le destin de l'eau qui coule), et devenir précieuse et familière au point d'être bue, transvasée, conservée, sacrée?...

Principe de vie, l'eau est incontestablement pour l'homme une valeur sûre, même si ses contours plus flous et moins définis que ceux de la terre sont en permanence une invitation à la rêverie, à la méditation, à l'idéalisation.

La polyvalence de ses significations est telle qu'elle abolit les frontières et rejoint l'infini et pourquoi pas l'éternité. Pour répondre à nos aspirations les plus secrètes, elle n'hésite pas à cultiver le paradoxe: rare et recherchée ici, elle sera gâchée et dédaignée ailleurs; imprévisible et mouvante, elle saura se montrer rassurante et apaisante tout comme une mère.

Symbole de vie sans lequel tout échange serait inconcevable chez l'homme, l'animal, le végétal, l'eau constitue aussi une véritable *richesse économique.* Sans eau, pas de culture possible.

Voie de communication incomparable, l'eau a de tout temps exercé un attrait sur les diverses civilisations. Souvenez-vous, les villes construites au bord de l'eau bénéficiaient d'une position privilégiée par rapport aux villes blotties à l'intérieur des terres. Car bien avant que l'on ne construise les chemins de terre, puis de fer, les transports s'effectuaient sur l'eau. La prospérité est venue de cette même eau et des échanges qu'elle facilitait (civilisations grecque et romaine, et plus tard les marchands italiens). Conscients de tout ce potentiel qu'elle renferme, nous en sommes aujourd'hui à envisager des mesures industrielles visant à protéger cette richesse de la pollution.

Plus prosaïquement, pour les scientifiques et selon la définition du dictionnaire Larousse, l'eau désigne une substance inodore, incolore et sans saveur propre, qui couvre environ les 3/4 de la surface de notre globe et joue un rôle primordial pour tout ce qui a trait à la vie.

Ce composé chimique d'hydrogène et d'oxygène (symbole H_2O) extrêmement stable bout à la température de 100 °C, quand la pression qui s'exerce sur lui atteint 1 atmosphère. L'eau se solidifie à 0 °C et à 4 °C pèse 1 g; elle existe dans l'atmosphère à l'état de vapeur.

L'eau de mer des océans contient 34 g à 37 g de sel/kg.

PURETÉ ET PURIFICATION

Le mot pureté est généralement associé à certaines images, à la couleur blanche, à une certaine transparence cristalline, par référence à l'eau claire et jaillissante qui surgirait d'une source « potable ».

Mais l'eau pure, vierge de toute souillure, est une eau « en danger », car elle demeure un attrait constant pour la pollution.

A vouloir superposer pureté et purification, on risque de se fourvoyer, car se purifier ne signifie pas simplement se nettoyer. Qu'évoquerait cette purification qui se contente de quelques gouttes d'eau pour s'estimer satisfaite? Force est de reconnaître que cette eau « purifiante » est une eau « symbolique », chaque goutte d'eau étant dotée d'un pouvoir suprême « rénovateur ».

Si l'on s'attarde sur la signification de certaines coutumes ancestrales, celles que décrit E. Tylor dans *La Civilisation primitive*, on s'aperçoit que la purification par l'eau est très éloignée du souci de propreté. Qu'en est-il de ces Cafres qui éprouvaient le besoin de se laver d'une souillure morale alors que dans la vie courante ils ne songeaient jamais à se laver? Il est effectivement tentant mais erroné de croire que les peuples méticuleux vis-à-vis de la purification par l'eau étaient également soucieux d'une propreté hygiénique. Les notions d'hygiène ne sont apparues qu'ultérieurement et indépendamment de la volonté de purification. Tylor rapporte qu'en Perse, on poussait le principe de la purification jusqu'à se laver les yeux après la vue d'un infidèle, tandis que faute d'observer les lois les plus simples de l'hygiène, le pays continuait à se dépeupler. Paradoxal, non?

La purification repose sur le principe que celui qui est aspergé physiquement est lavé « moralement de ses péchés ». Selon les religions, les attitudes diffèrent quant à la forme que doit revêtir la purification : immersion totale ou aspersion? Cela peut évoluer au sein de la même religion : ainsi le baptême catholique, synonyme d'immersion totale du corps dans l'eau, est devenu simple aspersion, tandis que les orthodoxes sont restés fidèles à l'immersion totale.

L'EAU QUI NETTOIE

« Une grande partie de ce que l'on décore du nom de propreté, l'empressement à se servir du bidet, le lavage après les évacuations, les irrigations ne sont rien d'autre qu'une répétition des voluptueuses leçons imposées par l'inconscient. »

GRODDECK, *Le Livre du Ça*, 1923.

Nettoyer son corps à travers diverses ablutions (bains, douches) apparaît presque banal aujourd'hui. Il arrive que ces règles d'hygiène quotidienne s'enrichissent de nettoyages spécifiques : instillations dans le nez et les yeux, neti-kria pour les sinus (opération de nettoyage des sinus dérivées du yoga), gargarismes pour la gorge et la bouche, irrigations vaginales.

Il arrive même que certains rites de lavage poussés à l'extrême, par peur des souillures et de la contamination, dévorent l'essentiel de l'emploi du temps, s'apparentant alors à des conduites obsessionnelles plus qu'à une hygiène rigoureuse. Mais on observe aussi le contraire selon les cultures et les individus..., des rites de nettoyage s'exercent sur certaines parties du corps et en négligent d'autres ou privilégient le corps mais pas les vêtements. Bref, tout peut se rencontrer. Les plaisanteries concernant le bain « dominical » ou la toilette « hebdomadaire » trouveraient sans doute encore quelque fondement en 1990. Les paradoxes ont la vie dure !

Nettoyer sa maison « à grande eau », « faire le ménage de printemps » restent des coutumes d'actualité auxquelles souscrit toute bonne ménagère... A force de symboles, nous l'avions presque oubliée, cette eau nous permet AUSSI de désinfecter la maison, le linge, la vaisselle et de conserver une habitation irréprochable.

Contentons-nous ici de vanter les mérites de l'eau de pluie ou de l'eau courante. S'il est indispensable de faire le ménage chez soi, pourquoi ne pas le faire en soi ? Les tisanes, potages, théières, maxi-bouteilles d'eau véhiculent ces aspirations de grand ménage interne.

Toutes ces vertus « antiseptiques » des mélanges obtenus à partir d'eau et de plantes ou d'extraits sont bien ancrées dans l'inconscient collectif et prolongent tout naturellement les pouvoirs que l'imagination populaire attribue à l'eau. Et si la puissance effective de l'eau pure se trouvait encore renforcée par l'adjonction d'un nouvel élément? La rêverie peut alors s'amorcer et se poursuivre à l'infini...

« Les matières élémentaires reçoivent, conservent et exaltent nos rêves », écrivait Gaston Bachelard dans *L'Eau et les Rêves.*

LA FUITE DANS L'INCONSCIENT COLLECTIF
SA SIGNIFICATION SELON LES CULTURES, LES CIVILISATIONS ET LES ÉPOQUES DE L'HISTOIRE

Fuir, c'est perdre un peu de son intégrité, comme si brutalement notre organisme n'était plus capable de contenir ses flux organiques. Signe d'impuissance?

Fuir, c'est aussi dévoiler brutalement les faiblesses d'un réseau soigneusement caché, enfoui, faisant partie de notre intimité, et par conséquent se livrer à la désapprobation générale. Crainte du ridicule?

Fuir, c'est encore, dans le XXe siècle soucieux des

apparences, se montrer résolument réfractaire aux notions d'hygiène, de propreté, de bienséance, et aller à l'encontre de ces convenances imposées par la société.

Songez donc, à notre époque aseptisée où nous nous efforçons de lutter contre les odeurs, les souillures, les microbes et recherchons en permanence à parfaire notre image – nous usons pour cela de toutes les ficelles : bronzage soigneusement entretenu par les U.V. faute de soleil, chirurgie esthétique pour corriger les imperfections de la nature ; dernière mode : du surmesure pour se redessiner une nouvelle silhouette irréprochable –, la fuite apparaît bel et bien comme un véritable contresens.

Cela relève de la négligence, c'est inconvenant et déplacé, ne dit-on pas « s'oublier ». Telle est la sanction de la société. Il fallait bien pourtant lui trouver une explication rationnelle. En y réfléchissant bien, la meilleure façon d'évacuer ce constat fort embarrassant consistait à le relier au manque ou à la perte de contrôle de soi que l'on observe généralement aux âges extrêmes de la vie (enfance et vieillesse) et de refuser d'aborder ce sujet entre ces deux pôles de la vie, comme si c'était possible !

Car lorsqu'on parle de fuite, on pense d'emblée à l'urine. Songe-t-on aux larmes, au rhume, au mucus, à la sueur, au sang, aux pertes ?

Un simple nez qui se met à couler en public suffit à rendre ridicule la malheureuse victime, contrainte d'abriter son infirmité toute passagère derrière son mouchoir...

Nos boucliers antifuites. Fort heureusement, nous disposons de tout un arsenal servant à dissimuler nos fuites loin des regards indiscrets. Nous évoquions le mouchoir, que diriez-vous d'une paire de lunettes noires pour cacher des paupières gonflées par les pleurs, de ces précieux déodorants pour masquer les odeurs corporelles, des protège-slips pour les lendemains de règles ou d'ovules, des protections lorsque les petits soucis sont devenus des grands tracas, et ces indispensables sparadraps et pansements en guise de remparts non seulement contre l'écoulement de notre sang mais aussi contre l'invasion microbienne.

Autres temps, autres mœurs.

Voici seulement un siècle, la société semblait moins chatouilleuse sur ce chapitre de l'asepsie et de la propreté en général. Certaines anecdotes (« De mémoire d'eau », *Tribune médicale*, n° 300, 27 mai 1989) ne nous rapportent-elles pas les vertus thérapeutiques attribuées aux immondices à une époque où chacun jetait ses besoins dans la rue ? Plus tard, alors qu'une certaine prise de conscience se fait jour en raison peut-être de la propagation des épidémies (choléra et autres), les grands de ce monde continuent à utiliser la « chaise percée » en public sans que cela paraisse extravagant le moins du monde.

Même si les fuites des grandes dames du XVIIe siècle sont parfois sources de moqueries, il faut attendre le XXe siècle pour que l'on commence à distinguer « le propre du sale », « le sain du malsain », « le public du privé ». Ces notions, somme toute assez récentes, ont mis du temps à s'imposer et sont à l'origine de l'amélioration de l'habitation, de l'installation de lieux d'aisance dans les maisons, des baignoires dans une pièce réservée aux ablutions.

Aujourd'hui, nous assistons à l'excès inverse, à savoir la peur de la contamination qui devient le pain quotidien de la plupart de nos congénères. Dans cette optique, la fuite d'urine, déjà quelque peu dévalorisante et inavouée, se trouve aujourd'hui tout naturellement associée, compte tenu de l'évolution des mœurs, au manque d'hygiène.

« A BOIRE ET A MANGER »
POT-POURRI D'EXPRESSIONS POPULAIRES SUR LE THÈME DE L'EAU ET DE LA BOISSON

« *Faire de l'eau* », telle était l'expression consacrée pour « uriner » du XVIe au XIXe siècle.

Depuis la nuit des temps, les femmes sur le point d'accoucher *perdent leurs eaux*, aujourd'hui encore!

Tandis que certaines allaient et continuent à aller *prendre les eaux* dans une station thermale ou une station de thalassothérapie, d'autres, moins fortunées, reprennent le travail et continuent à *suer sang et eau*.

Tant mieux pour celles qui ont *appris à nager entre deux eaux* – entendez louvoyer, manœuvrer. Ces femmes prétendent que la maternité, *ce n'est pas la mer à boire!*, qu'il ne faut pas *se noyer dans un verre d'eau*, comme si tout était facile! Elles affirment qu'il leur reste encore assez de temps pour dévorer *des romans à l'eau de rose* mettant en scène des personnages *vivant d'amour et d'eau fraîche* et des *marins d'eau douce* qui boivent de *l'eau-de-vie*. Tout cela leur met encore *l'eau à la bouche*! A croire qu'elles n'*ont pas inventé l'eau chaude*! Ce qui contribue à *apporter de l'eau au moulin* de tous ces messieurs qui n'hésitent pas à *pêcher en eau trouble* pour tenir des raisonnements teintés de mépris à leur endroit.

Pour se démarquer, d'autres décident de *se jeter à l'eau*, de courir un risque en somme, et font tout pour que leurs projets *ne finissent pas en eau de boudin* ou plus simplement *ne tombent pas à l'eau*, quitte à donner l'impression qu'elles *mangeraient la mer et ses poissons* tant leur ambition semble démesurée. De quoi *mettre de l'eau dans le gaz* au sein du climat familial... Mieux *vaut être dans leurs eaux*, sous-entendu : partager leurs opinions, si l'on veut éviter la scène; c'est *clair comme de l'eau de roche*, pour ne pas dire limpide. Au moins, on ne peut pas vous reprocher de ne pas avoir de *fuite dans les idées*...

Il ne reste plus aux messieurs qu'à *boire le calice jusqu'à la lie*. Il en *coulera de l'eau sous les ponts* avant que ne cesse leur supplice. Ils ont beau affirmer aujourd'hui : *Fontaine, je ne boirai pas de ton eau*, ils finiront par se trouver dans *les mêmes eaux* (traduisez : avoir les mêmes difficultés un peu plus tard), c'est à leur prostate d'en décider...

L'âge aidant, les deux sexes seront bien obligés de *mettre un peu d'eau dans leur vin*, entendez modérer leurs exigences. Contentons-nous dans l'immédiat d'essayer chacun ou plutôt chacune de puiser de bons conseils au fil de ces pages.

2

Les liquides en nous

Notre organisme fait de chair et d'os contient de l'eau dans des proportions importantes puisque l'eau représente à elle seule 50 à 70 % de notre poids corporel à l'âge adulte, une eau que l'on retrouve dans certaines sécrétions telles que la salive, les larmes, la sueur, une eau qui se colore en rouge dans le sang, en blanc dans la lymphe, en jaune plus ou moins foncé dans l'urine.

Penchons-nous sur cette « eau intérieure » et examinons de plus près son mode de régulation.

DE CHAIR ET D'EAU...

Trois secteurs liquidiens se partagent le monopole de l'organisme :

– le secteur intracellulaire, d'un volume relativement constant et qui, dès la naissance, s'octroie les 2/3 ;

– le secteur extracellulaire qui représente environ 1/3 ;

– enfin, le secteur plasmatique à la fois intra et extra-cellulaire représente 1/4.

On retrouve 75 % d'eau dans nos muscles, 72 % dans notre peau.

Les liquides organiques se composent d'eau dans laquelle nagent des solutés en suspension.

Il est vrai que selon le poids corporel le volume d'eau se répartit différemment. Tandis que chez un obèse il représente environ 55 % de son poids, il occupera 65 % du poids corporel d'un sujet maigre.

Chez la femme, le volume d'eau oscille entre 45 et 55 % du poids corporel.

Chez le sujet sain, la composition et le volume des liquides biologiques se révèlent remarquablement constants en dépit de la diversité des rations alimentaires et de l'activité métabolique qui, à elle seule, produit de l'eau (de 200 à 300 ml par jour, soit 14 % des apports). Cette eau vient s'ajouter à celle que nous absorbons dans nos boissons (47 %) ainsi qu'à travers la nourriture (39 %).

Dans le cadre d'une activité physique normale, nous éliminons chaque jour en moyenne 2 l d'eau.

Il est vrai que dans certaines circonstances particulières on assiste à une perte supplémentaire de liquide. C'est ainsi qu'une forte fièvre nous fera éliminer 100 à 150 ml d'eau supplémentaire chaque jour. Quant à l'exercice physique intense, il pourra entraîner des pertes considérables. De même, les pertes résultant de la digestion seront négligeables ou importantes (en cas de diarrhée, par exemple).

LE SANG : LIQUIDE N° 1

Nos 5 l de sang, rouge, opaque, visqueux, légèrement salé circulent dans nos veines et artères. A lui seul, le plasma représente 55 % du volume sanguin total, le reste étant composé de ce que l'on appelle les éléments figurés. Ce sont les globules rouges, les globules blancs et les plaquettes. Sa couleur rouge, il la doit à l'hémoglobine, ce pigment riche en fer qui permet la fixation de l'oxygène sur chaque globule rouge.

L'URINE, COMPOSITION, DIURÈSE

L'urine, liquide en apparence moins noble, renvoie tout de même à un système capital pour notre survie, régi par nos deux reins : celui de l'élimination – un vaste programme –, à propos duquel fleurissent encore bon nombre d'idées reçues (à détruire absolument!...). Ainsi cette légende soigneusement entretenue par les spots publicitaires qui prétendent que plus nous buvons, plus nous éliminons, ce que bon nombre de femmes traduisent par « plus je bois, plus je maigris ». Il faut savoir que compte tenu de l'ajustement qu'opère tout naturellement notre organisme, nous n'éliminons que ce que nous absorbons en trop par rapport à nos besoins physiologiques, rien de plus. Notre volume d'eau total reste à peu près constant dans des conditions climatiques normales (voir tableau « l'hormone antidiurétique en action »). Non, mesdames, il est décidément inutile d'espérer maigrir par les reins!

Pour en revenir à ce fameux liquide jaunâtre qu'est l'urine (voir encadré : des urines de toutes les couleurs), nous en éliminons entre 0,75 et 2 l au cours d'une journée, chaque miction évacuant entre 150 et 500 cm^3. Tout dépend de la capacité à emmagasiner l'urine. Elle est très variable selon les individus, certains éprouvant le besoin d'uriner lorsque la vessie contient 200 cm^3, d'autres pouvant tenir jusqu'à 750 cm^3 sans être gênés. Avouons tout de même qu'il existe des situations pathologiques : en dessous de 0,75 l d'urine émise par jour, on parle d'*oligurie* ; un volume d'urine supérieur à 2 l par jour signe quant à lui une *polyurie*. Il faut alors en rechercher la cause. Il importe évidemment de tenir compte de la quantité de liquides absorbée dans le même temps et d'admettre que plus elle sera importante, plus la *diurèse* (quantité d'urine émise par 24 heures) le sera aussi.

La miction peut subir des fluctuations dans les deux sens, le besoin se soulageant immédiatement ou pouvant être différé selon les circonstances (conditions matérielles peu favorables, W.-C. trop éloignés ou peu engageants, travail trop absorbant). Cette miction retardée élimine davantage d'urine (1 l et plus).

LE GRAND FILTRE RÉNAL

Imaginez deux petits organes rouge-brun nichés de part et d'autre de la colonne vertébrale dans la cavité abdominale, qui font office de station d'épuration puisqu'ils traitent à eux seuls 170 l de liquides par jour pour en éliminer la valeur de 1 ou 2 l seulement... Leur mission : assurer la remise en circulation de l'eau – principe vital – et de ses éléments nutritifs après en avoir expurgé les déchets (azotés entre autres), contribution capitale que celles de ces 2 millions de néphrons, unités de filtration des reins, qui assurent leur œuvre de purification. La fonction des reins ne se limite pas à la régulation du volume des liquides mais s'étend à celle du sodium, du potassium, du calcium, du glucose et d'autres substances indispensables au bon maintien du milieu interne. C'est un filtre sélectif.

DES URINES DE TOUTES LES COULEURS ET DE TOUTES LES ODEURS...

Stérile au moment où elle s'évacue de l'urètre, au point d'avoir été utilisée comme désinfectant faute de mieux dans des situations d'urgence, l'urine se contamine vite par la suite, accréditant ainsi une opinion fort répandue selon laquelle l'urine serait « sale ». Il faut avouer qu'au bout de quelques heures, l'odeur se modifie et devient franchement nauséabonde.

Jaune du fait de l'urobiline qui la pigmente, elle peut varier du jaune clair au jaune foncé : tout dépend de sa concentration. Si vous buvez beaucoup, vos urines seront diluées, donc claires; si vous buvez moins, elles seront plus foncées. A ce propos, peut-être avez-vous remarqué que les urines du matin sont légèrement plus foncées. Là encore, c'est une affaire de concentration.

Normalement, l'urine est LIMPIDE *et transparente comme de l'eau claire, à la différence près qu'il s'agit d'une eau jaune. C'est ce que l'on remarque pour peu qu'on l'observe à travers un tube à essai en pleine lumière.*

En revanche, le manque de transparence peut évoquer soit une précipitation de sels de phosphate, sans conséquence, soit encore un taux anormal d'albumine, soit une présence excessive de globules blancs, voire de germes.

Inutile de vous mettre martel en tête et de redouter l'inexorable infection urinaire si vous venez à constater un aspect plus foncé de vos urines. Peut-être sont-elles tout simplement trop concentrées en raison d'une trop faible ingestion d'eau ou d'une transpiration abondante. Il ne vous reste qu'une chose à faire : boire davantage pendant quelques heures.

L'urine, c'est aussi un outil appréciable de diagnostic. Les examens d'urine ne servent-ils pas à surveiller le bon état de l'organisme? Qu'il s'agisse du dosage de l'albumine, mais aussi du sucre si l'on suspecte un diabète, la confirmation d'une grossesse ou la mise en évidence d'une élimination excessive de calcium chez les femmes atteintes d'ostéoporose, etc. Tout cela à l'aide de bandelettes réactives dont la couleur se montre éloquente en cas de troubles.

Saviez-vous que les aliments, encore eux, pouvaient modifier non seulement la couleur mais aussi l'odeur de l'urine? Artichauts et asperges s'éliminent en dégageant une odeur forte; certains antibiotiques et certaines vitamines (vitamine B) lui confèrent une couleur et une odeur particulières; les betteraves rouges la font rosir, ce qui peut simuler une présence de sang et inquiéter sans raison véritable. Des urines marron suggèrent la jaunisse bien avant la coloration de la peau.

Si vous êtes amateur de carottes ou d'aliments contenant du carotène, ne soyez pas étonnées de la nuance verdâtre de vos urines. Quant aux inconditionnelles de la confiture à la rhubarbe, ne vous alarmez pas si vos urines passent du jaune-brun au brun ou encore au noir. Inutile donc d'en passer par toutes les couleurs de l'arc-en-ciel; vos urines s'en chargeront bien...

*Ces variations de couleurs en kaléidoscope ont jadis inspiré les devins qui puisaient la source de leurs prédictions dans les urines. Cela s'appelait l'*uromancie.

L'ÉQUILIBRE TOUJOURS!

Il s'agit ici de l'équilibre hydro-électrique qui gère les « apports » et les « sorties » d'eau.

Les apports.

Il s'agit de tous les liquides que nous fournissons à notre organisme lorsque la soif tire la sonnette d'alarme : eau, boissons chaudes, jus de fruits, eau contenue dans les aliments solides (fruits, légumes, viandes). La sensation de soif traduit bien les pertes hydriques subies par notre organisme, même si celles-ci passent inaperçues. Ainsi le seul fait de respirer consomme de l'eau. Il existe d'autres conditions climatiques (la chaleur), pathologiques (la fièvre), physiques (effort intense). De même un discours prolongé ou la consommation d'alcool ou de plats salés entraînent-ils une sensation de soif impérieuse.

La machine étant, comme on le sait, parfaitement réglée, le centre de la soif, situé à la base du cerveau, se manifeste alors. Nous y répondons aussitôt par le verre d'eau, de bière, la tasse de thé selon les goûts. L'équilibre dépenses-apports est de ce fait restauré.

Il est vrai que la volonté peut retarder la prise de boisson, par exemple dans le cas d'un jeûne absolu avec privation de boisson, fort dangereux, car on sait que l'organisme, qui peut endurer 3 semaines de privation de nourriture, résiste mal à 2 jours de privation de boisson. 48 heures suffisent pour déclencher des troubles graves pouvant entraîner la mort.

A l'inverse, certains comportements névrotiques conduisent parfois à absorber « par ennui », ou parce que cela fait partie d'un certain programme mental, 3 l d'eau par jour et davantage. Ne parlons pas à cet égard de l'influence des médias. Qui n'a jamais succombé aux 2 l d'eau minérale avalés en toute bonne conscience au bureau?

Nous sommes encore loin des 5 à 6 l qu'absorbent quotidiennement certains curistes souffrant de problèmes rénaux. Mais cela ne dure que l'espace d'une cure – soit 21 jours –, et comme le reconnaissait spontanément le président d'une chaîne de stations thermales, il faut avouer qu'il y a quelque chose d'antiphysiologique dans cette consommation excessive d'eau. Avis aux potomanes (voir page 37).

Intéressons-nous maintenant de plus près au deuxième versant que constitue l'élimination.

L'ÉLIMINATION.

Uriner : un acte physiologique, pas seulement.

Vous êtes-vous déjà demandé si le fait d'uriner relevait d'un simple réflexe physiologique (une vessie pleine réclame une vidange) ou s'il existait une participation de la volonté puisque, dans certaines circonstances, nous sommes bien contraintes de nous retenir. Il existe en fait une succession d'actes réflexes et volontaires. Seul, l'enchaînement harmonieux de certaines séquences garantit une bonne miction.

La miction idéale est celle qui permet de vider la vessie rapidement, complètement, sans effort. Elle dépend notamment de la qualité de la vessie et du sphincter.

La vessie doit être capable de se contracter afin d'exprimer son contenu, pendant que le sphincter s'ouvre pour en assurer l'évacuation. Une fois vide, la vessie se relaxe et le sphincter se referme jusqu'à la miction suivante.

Pour en revenir à ces deux niveaux, l'un volontaire, l'autre réflexe, qui participent au déroulement normal de la miction, précisons que c'est le niveau automatique qui règle l'alternance des phases de remplissage et de miction ainsi que la coordination vésico-sphinctérienne. Mais c'est à la volonté que revient la possibilité d'ordonner, de retarder ou de refuser la miction. Rien de surprenant dès lors à ce que l'apprentissage de la propreté chez le tout-petit n'aille pas toujours de soi, contrairement à l'animal domestique à même d'acquérir rapidement une propreté sociale.

Précisons tout de même que la nature, puisqu'elle ne laisse rien au hasard, a pourvu notre vessie de deux verrous de sécurité qui assureront une bonne étanchéité, du moins en l'absence de pathologie génito-urinaire avérée (incontinence d'effort, instabilité vésicale). Nous y reviendrons plus loin.

Donc, pour une miction harmonieuse et complète, il faut une vessie capable de se contracter et de se relâcher, un sphincter urinaire capable de s'ouvrir et de se refermer, le tout avec suffisamment de force mais sans trop, et quand il le faut.

Puisque, nous l'avons vu, nous n'éliminons que ce que nous avons absorbé en trop, tant pis pour les réserves que nous aimerions voir fondre comme neige au soleil! Qu'en est-il exactement de ce mécanisme?

L'élimination rénale tient compte des apports et des besoins en eau de l'organisme, des nécessités de l'équilibre et aussi des autres formes d'élimination (sueur, respiration, selles).

AU CENTRE DE L'ÉQUILIBRE : L'HORMONE ANTIDIURÉTIQUE

C'est à l'hypothalamus que nous devons cette autorégulation qui s'effectue entre nos besoins et nos apports en liquide. Véritable chef d'orchestre, il surveille en permanence le travail de nos reins et stimule ou freine selon le cas la sécrétion de l'hormone antidiurétique par l'hypophyse.

Vient-il à détecter une diminution du volume d'eau? Il se met aussitôt à sécréter l'hormone antidiurétique (ADH), empêchant que l'élimination ne s'accentue. Dans le même temps, les reins augmentent leur capacité de réabsorption – un peu comme le feraient des éponges – et remettent l'eau en circulation.

Vient-il au contraire à déceler un début d'inondation, l'organisme ayant reçu plus d'eau qu'il ne lui en fallait? L'hypothalamus freine alors la sécrétion d'ADH. C'est ce mécanisme que l'on s'efforce de relancer artificiellement lorsqu'on décide de prescrire des diurétiques destinés à faire diminuer un œdème, lié à une perturbation de l'équilibre entre l'eau et les sels minéraux.

On connaît les excentricités auxquelles se livre parfois le couple eau-sodium dans le registre des œdèmes retrouvés dans certaines pathologies cardiaque, hépatique, rénale résultant d'un excès d'eau et de sodium dans les espaces extracellulaires. Dans certaines conditions extrêmes (régime très pauvre ou très riche en sel) ou lorsque les pertes sudorales sont importantes, en raison d'une chaleur intense ou d'un exercice physique d'envergure, cette liaison eau-sodium nécessite une adaptation délicate pouvant demander 3 jours. L'organisme subit alors des fluctuations de poids pouvant osciller entre 1 et 3 kg. Passé ce délai, l'équilibre se rétablit et le poids redevient stable. Une fois la situation normalisée, on récupère le poids primitif.

Il en va différemment sous un climat tempéré avec une activité physique modérée, l'équilibre se rétablissant alors immédiatement. Il faut savoir que le rein est une machine merveilleuse capable de s'adapter à des apports hydriques variant de 0,75 à 15 l par jour!...

L'HORMONE ANTIDIURÉTIQUE EN ACTION

APPORT JOURNALIER EN EAU	SÉCRÉTION D'HORMONE ANTIDIURÉTIQUE	DIURÈSE (VOLUME D'URINES ÉMIS EN 24 HEURES) + TRANSPIRATION
0,75 l (3/4 l)	MAXIMUM	0,75 l (3/4 l)
1,5 l	MOYENNE	1,5 l
15 l	NULLE	15 l

DIURÉTIQUES : MODE D'ACTION

Un diurétique est un médicament ou un produit qui stimule la fonction d'élimination de l'eau par les reins (diurèse) entraînant avec lui, hors de l'organisme, une grande quantité d'eau et, selon les cas, du chlore, du sodium et/ou du potassium.

A la différence de l'ADH et des diurétiques naturels (thé, café, tisanes de queues de cerises) qui respectent le patrimoine de sels minéraux, les diurétiques médicamenteux peuvent avoir une action sur les sels minéraux (sodium et potassium) et corriger ainsi des désordres liés à leur rétention (certains œdèmes). Mais la correction est temporaire. A l'arrêt de ce traitement, l'ADH reprend les commandes et rétablit l'équilibre en eau et en sels. Celle qui prend des diurétiques perdra donc 2 à 3 kg d'eau, plus quelques réserves de sels minéraux, pourtant très utiles. La graisse, par contre, n'est pas entraînée dans cette élimination forcée.

Efficaces dans l'hypertension artérielle (HTA) puisqu'ils diminuent la pression en augmentant l'élimination, ils présentent par ailleurs l'avantage de provoquer peu d'effets secondaires, ce qui explique leur très large utilisation comme traitement premier de l'hypertension artérielle.

Le seul problème réside dans le fait qu'en augmentant artificiellement l'élimination de l'eau, on augmente parallèlement notre besoin de boire. Au total, la vessie est plus souvent pleine que d'habitude, d'où surcroît d'excitation pour ses parois alors distendues par le remplissage. Il en résulte une instabilité vésicale accrue et un surcroît d'excitation aussi pour le sphincter qui doit faire preuve de davantage de solidité pour constituer un barrage efficace.

QUESTIONS DIVERSES RELATIVES À L'ÉLIMINATION

DEUX LITRES D'EAU PAR JOUR, UNE MOYENNE

A quoi correspondent ces 2 l d'eau que l'on vous recommande de boire chaque jour? Tout simplement au besoin moyen de l'organisme pour assurer ses différentes fonctions.

Mais, hormis quelques circonstances exceptionnelles (cystite, calculs, cure), personne ne vous contraint à ingurgiter 2 l d'eau en dehors des repas.

Ces fameux 2 l, nous les puisons non seulement dans nos bouteilles fétiches, celles que nous emportons au bureau, mais aussi à travers tout ce que nous absorbons en une journée : depuis le premier café du matin jusqu'au dernier yaourt du soir en passant par la salade du midi et la tasse de thé, si pause il y a...

L'eau du corps vient de :

– la boisson	47 %
– la fabrication par le corps	14 %
– l'alimentation	39 %

– un bol	= 0,375 l
– une tasse	= 0,125 l
– une assiette	= 0,375 l
– un verre	= 0,200 l

Pourcentage en eau de quelques aliments

Concombre	97,6 %	Haricots verts	89,2 %
Pommes de terre	78 %	Petits pois	9,5 %
Pomme	85,4 %	Framboise	80,3 %
Raisin	75,3 %	Banane	14,2 %
Noix	5 %	Sole	79,2 %
Veau	78,4 %	Poulet	72 %
Bœuf	53,1 %	Jaune d'œuf	51 %

Laissez-vous guider par votre soif, elle vous avertit de vos besoins réels en boisson. Une petite restriction toutefois, *au-delà de 70 ans*, même si vous êtes en parfaite santé, car *ce signal-soif a tendance à s'émousser* avec l'âge. Forcez-vous un petit peu si vous ne ressentez plus la soif. Inutile donc de vous obstiner, à votre corps défendant, à avaler en plus 2 maxi-bouteilles, c'est-à-dire 3 l d'eau minérale, sauf si cela vous procure un immense plaisir et ne perturbe pas votre vessie. Méfiez-vous tout de même ; il se pourrait bien qu'au fil des ans, si vous continuez à lui infliger un tel régime, elle implore elle-aussi : pitié !

PLUS ON BOIT, PLUS ON ÉLIMINE...

Cela semble d'une logique déconcertante. Ce qui l'est moins, c'est de supposer que de la même façon que les ruisseaux et les cascades charrient dans leurs courants des alluvions, l'urine transporte avec elle nos réserves.

Ce qui est vrai pour les calculs ne l'est pas

pour la graisse. En effet, l'augmentation du flux urinaire liée à la grande consommation d'eau ne « charrie » pas les graisses superflues vers l'extérieur.

Les reins sont là pour remplir la mission de filtres sélectifs. Certaines substances sont systématiquement éliminées lors du passage rénal. D'autres ne le sont jamais, sauf s'il existe une pathologie.

Le diabétique, par exemple, présente un excès de sucre dans le sang et il l'élimine dans ses urines, même s'il mange peu sucré.

Le non-diabétique n'éliminera jamais de sucre dans ses urines, même s'il mange des kilos de sucreries. Le sucre en excès va se transformer en graisse. Celle-ci correspond à l'énergie que l'organisme stocke en prévision de futures dépenses. Cette graisse ne peut s'éliminer que par mobilisation et récupération au niveau du foie. Si le glucose venait à manquer, le foie transformerait alors la graisse de réserve en glucose directement utilisable par les muscles. Après un bon repas, un repas « riche », des microgouttelettes graisseuses circulent dans le sang. Arrivées dans les reins, aucune élimination de ces graisses n'est possible, elles repartiront dans la circulation sanguine en direction du foie. Parvenues au foie, elles seront transformées en glycogène, une partie y restera, prête à servir, une autre partie sera stockée en réserve dans certains points du corps, constituant ce que l'on appelle la masse grasse. Il en faut, mais pas en excès, sinon gare aux capitons siégeant surtout au niveau des fesses, des cuisses, des hanches et du ventre.

En d'autres termes, buvez beaucoup si vous souffrez de calculs, par exemple, mais n'espérez pas trop perdre du poids (sous-entendu vos capitons graisseux) en vous inondant. Plus vous buvez, plus votre flux d'urine sera important, mais pour ce qui est de l'élimination, elle restera identique.

S'ENIVRER D'EAU, C'EST DEVENIR POTOMANE

Certaines femmes, à la moindre contrariété, se ruent sur une tablette de chocolat ou dévalisent la pâtisserie du coin, d'autres ingurgitent plusieurs litres d'eau dans la journée, 6 l et parfois plus!

Dans les deux cas, ce n'est ni la faim, ni la soif qui les poussent à agir ainsi, mais un besoin de compenser quelque chose. Manque affectif? Déception? Volonté de tromper son ennui?

Toujours est-il que ces attitudes dites « compulsives », c'est-à-dire obéissant à des pulsions, engendrent des comportements qu'on appelle, dans le premier cas la boulimie, dans le second cas la potomanie, susceptibles de nuire à l'individu dans sa vie sociale (pollakiurie, fuites urinaires).

Mis à part ces inconvénients « sociaux », il est vrai qu'à tout prendre, il vaut mieux boire 6 l d'eau par jour plutôt que 6 l d'alcool. Mais cela coule de source...

L'eau, c'est bon pour la santé... à condition de ne pas en abuser. Serait-il judicieux d'écrire sur les étiquettes d'eaux minérales: « Abus dangereux – A consommer avec modération »?

SOUS LA DOUCHE... LE ROBINET QUI COULE... LES MAINS DANS L'EAU...

De temps en temps, il vous arrive de faire pipi sous la douche, et vous vous demandez si c'est bien normal. Rassurez-vous, vous n'êtes pas la seule! Bon nombre d'adultes se laissent aller à cette pratique innocente « juste pour le plaisir », parce que cela fait du bien et que le bruit de l'eau les y invite.

Le contact de l'eau sur la peau s'accompagne de sensations auditives résultant du bruit que fait cette eau en coulant, de quoi provoquer des contractions vésicales et exciter les vessies les plus stables. D'ailleurs toutes les vessies sont potentiellement instables, y compris les plus calmes. Il semble qu'il existe une certaine graduation dans les sensations découlant du contact direct avec l'eau, la douche constituant vraisemblablement un facteur d'excitation extrême pour la vessie, plus encore que les mains plongées dans l'eau ou que le bruit caractéristique du filet d'eau qui s'échappe du robinet. Inutile de vous alarmer pour autant : en aucun cas, cela ne constitue un signe avant-coureur d'incontinence. Quant à l'aspect « hygiénique » de la chose, s'il vous tracasse aussi, dites-vous que 20 à 30 cm³ d'urine noyés dans 100 à 150 l d'eau, ce n'est pas la mer à boire. Votre baignoire ne risque rien non plus, vos canalisations pas davantage. Entre nous, le calcaire leur donne plus de fil à retordre qu'un petit pipi de temps en temps !

L'ÉNURÉSIE : PIPI AU LIT APRÈS 6 ANS

L'apprentissage de la propreté, de jour comme de nuit, marque pour un enfant une étape importante. C'est en somme sa première performance active et volontaire qui lui permet entre autre d'entrer en maternelle. Hautement gratifiante pour la mère qui y voit la preuve de l'intelligence et de la précocité de son enfant, l'acquisition de la propreté demeure un objectif à atteindre dans les meilleures conditions.

Instauré trop tôt (certaines mères essaient de l'imposer dès 9 mois) ou trop fermement (punition à l'appui), cet apprentissage peut être archisimple ou un grand et long cauchemar.

Chez un tout-petit, il peut évidemment se produire quelques accidents de jour comme de nuit. En médecine, on parle d'« énurésie », c'est-à-dire de miction complète pendant le sommeil, à partir de 6 ans. Cette énurésie est dite « primaire » lorsque l'enfant n'a jamais été totalement propre, soit par immaturité vésicale, soit en raison d'une malformation organique neurologique ou urinaire.

Souvent, elle est « secondaire ». L'enfant, le plus souvent un garçon, a traversé une période au cours de laquelle il était propre de jour comme de nuit avant de se remettre brusquement à faire pipi au lit pendant la nuit. Dans la grande majorité des cas, on l'explique par un traumatisme affectif lié à la naissance d'un autre enfant, par exemple, ou encore des conflits psychologiques. Plus rarement, on retrouve un problème organique entraînant une difficulté à uriner (rétrécissement du méat urinaire ou encore une simple infection urinaire, qui peut être liée à un prépuce un peu serré qui entretient des petites sécrétions riches en germes).

Un conseil : contrôlez la propreté des petits « zizis », sans toutefois en faire une obsession et sans jamais forcer pour les décalotter.

Le traitement de l'énurésie consiste la plupart du temps à supprimer les maladresses éducatives concernant les boissons et le « pipi » du soir. Dans d'autres cas, c'est un conflit familial ou psychologique de l'enfant qui entretient ce désordre, et quelques séances de psychothérapie peuvent se justifier. Enfin, certains enfants ont une authentique instabilité vésicale qui disparaîtra après quelques semaines de traitement médical.

HISTOIRES DE PILOTES...

1. *Certains ont des excuses...*

Saviez-vous que les pilotes de formule 1 n'hésitent pas à avaler 4 à 5 l d'eau par heure de course. Surprenant ? Pas vraiment lorsque l'on sait qu'ils sont soumis dans leur cockpit à une température voisine de 50° C. De quoi donner soif au plus sobre d'entre nous...

Vous seriez pilote automobile, vous auriez aussi en permanence dans la bouche un petit tuyau qui vous fournirait de l'eau en continu pour vous éviter la déshydratation sans vous obliger pour autant à interrompre votre conduite.

2. *Les tribulations des pilotes d'avions militaires.*

Avez-vous déjà imaginé le calvaire que subissent les pilotes militaires contraints de se retenir pendant toute la durée d'un vol : certaines missions durent 10 heures !

Pour limiter les dégâts, les pilotes s'abstiennent de toute boisson avant et pendant le vol. Indépendamment de la situation de tension-rétention imposée, l'absence d'hydratation semble amoindrir leur résistance aux accélérations de vitesse et diminuer leur vigilance en fin de mission. On sait que la vessie continue à se remplir, que l'on boive ou pas, et que le refus de toute miction devient au fil des heures une source d'inconfort. Par ailleurs, en cas d'atterrissage forcé, le risque traumatique existe sur vessie pleine.

L'expérience britannique a permis de souligner qu'une bonne hydratation, associée à un entraînement à la miction en vol favorisée par une poche spécialement conçue à cet effet, améliorait l'efficacité des hommes. Dans le même esprit, les experts français proposent eux aussi la mise en place, avant le vol, d'un « étui pénien avec dispositif à dépression ».

Un petit détail qui a son importance en terme de défense nationale. A suivre...

(Information dispensée par la revue Prescrire, octobre 1989, t. 9, n° 89.)

3. *La cinquième heure gratuite !*

Certains clubs de vol à voile proposent la cinquième heure gratuite à leurs adhérents en sachant que cela dépasse les possibilités de rétention de la plupart d'entre eux. Tandis que bon nombre d'amateurs sont de ce fait contraints à renoncer à ce cadeau habile, certains petits malins se livrent « confortablement » à leur sport favori en mettant à profit l'expérience des pilotes militaires.

SE RETENIR : EXPLOIT, DÉFI, CONTRAINTE

Des retards courants « à éliminer » peuvent être le fait d'une activité professionnelle absorbante incitant à différer momentanément la satisfaction du besoin. Cela remonte bien souvent à la petite enfance. On commence par se retenir à l'école (par timidité, parce qu'il faut traverser la cour sous l'œil amusé de ses camarades ou encore parce que la propreté des W.-C. laisse à désirer).

C'est ainsi que naissent bon nombre de constipations rebelles et de troubles mictionnels. Parfois aussi on préfère se lever à la dernière minute, quitte à ne plus avoir assez de temps à consacrer ensuite à ses intestins. On se retient plus tard en raison d'une activité trop absorbante ou d'un style de vie qui nous conduit à circuler en pleine ville, là où les toilettes se nichent au fond des bars...

Sans même s'en rendre compte, on entretient au fil des années cette faculté de rétention (d'urine ou de selles), en croyant bien faire, en s'imaginant que l'on fortifie ses sphincters et tout cela à tort... Il faut avouer que personne ne nous détrompe, éducation y comprise ! Il est vrai que toute l'éducation repose encore sur le sens de la retenue. La retenue sphinctérienne fait partie de l'apprentissage de la propreté chez le tout-petit. Lui succède celui de la discipline (retenue gestuelle, retenue s'excerçant au niveau du langage, les gros mots étant interdits). L'adolescent apprend à retenir ses émotions (pleurs, joies, etc.). De retenue à rétention, il n'y a qu'une petite nuance. Comment s'étonner dès lors que nous arrivions à l'âge adulte pétris de cette notion de rétention qui finit, du moins dans certains domaines, par nous jouer de bien vilains tours !

Là encore, le simple bon sens devrait avoir raison des exagérations et comportements excessifs... Encore fallait-il savoir qu'à long terme ce type d'attitude risquait d'auto-entretenir, du moins pour ce qui relève de la rétention d'urine, une instabilité vésicale.

Et si nous nous penchions sur nos emplois du temps de citadins ?

Le matin : peu ou pas de temps à consacrer au confort de sa vessie ou de ses intestins (manque d'organisation ? réveils trop tardifs ?). Combien d'entre nous quittent leur domicile le ventre vide ou après avoir avalé « sur le pouce » un petit déjeuner en négligeant ensuite – l'heure avance... – de passer aux toilettes. Il faut vite attraper métro ou bus, y rester une demi-heure ou davantage (5 ou 8 stations, passe encore). Tout va bien si on peut soulager sa vessie sitôt arrivée au bureau. Mais 10 stations, pensez donc, c'est trop exiger d'une vessie que vous venez de remplir de café ou de thé, qui déclenchent des contractions vésicales dans la demi-heure qui suit son absorption et qui augmentent la diurèse. Et si vous inversiez l'ordre des choses et preniez votre petit déjeuner en vous levant, cela vous laisserait au moins le temps d'« éliminer » tout en vaquant à votre toilette. Cette nécessité d'« éliminer » va vous poursuivre toute la journée. Tant mieux si votre activité professionnelle ne vous contraint pas à différer ce besoin, comme cela peut se produire dans certains commerces, petites ou grandes surfaces...

Supposons que vous vous occupiez seule d'une bijouterie : il est 9 heures, vous avez même pris le temps d'absorber votre « petit déjeuner » et de passer par les toilettes avant d'ouvrir le magasin. Les heures passent. A 11 h 30, vous ressentez l'envie de vous absenter quelques instants, mais vous devez y renoncer, vous retrouvant alors avec une cliente qui tout naturellement hésite entre plusieurs modèles. Les minutes s'écoulent; quant à vous, il ne vous reste qu'une possibilité : vous retenir. Si dans l'après-midi cela se reproduit, difficile d'afficher un « je reviens tout de suite » à la clientèle, sans quoi vos affaires risquent de s'en ressentir !

Transportons-nous maintenant dans une grande surface. Imaginez le sort de la caissière, sans cesse absorbée, qui doit attendre le bon vouloir d'une collègue pour se faire remplacer à la caisse. Mais il y a pire encore, certaines petites boutiques non équipées de toilettes, qui obligent les malheureuses vendeuses à s'exiler dehors. Au café du coin, à la limite, elles sont connues, et l'on devine la raison de leur visite, ce qui, avouons-le, ne contribue pas forcément à les mettre à l'aise. Dans un café où l'on vous connaît, il arrive – tout dépend du quartier et du patron – que l'on vous laisse accéder aux toilettes sans vous mettre dans l'obligation de consommer, ce qui n'est pas toujours le cas dans un café choisi au hasard, urgence oblige ! Où aller ? Comment vais-je m'y prendre ? Consommer d'abord, faire pipi ensuite, ou l'inverse ? Qu'est-ce que je pourrais boire, moi qui n'ai pas soif ? Si je demande un verre d'eau, cela va me reprendre d'ici moins d'une heure. Je ne peux tout de même pas rester une heure au comptoir. Et si je faisais semblant de téléphoner ? De toute façon, le téléphone est réservé aux consommateurs, etc. Que d'interrogations et de tracasseries entourant un besoin cependant bien naturel !...

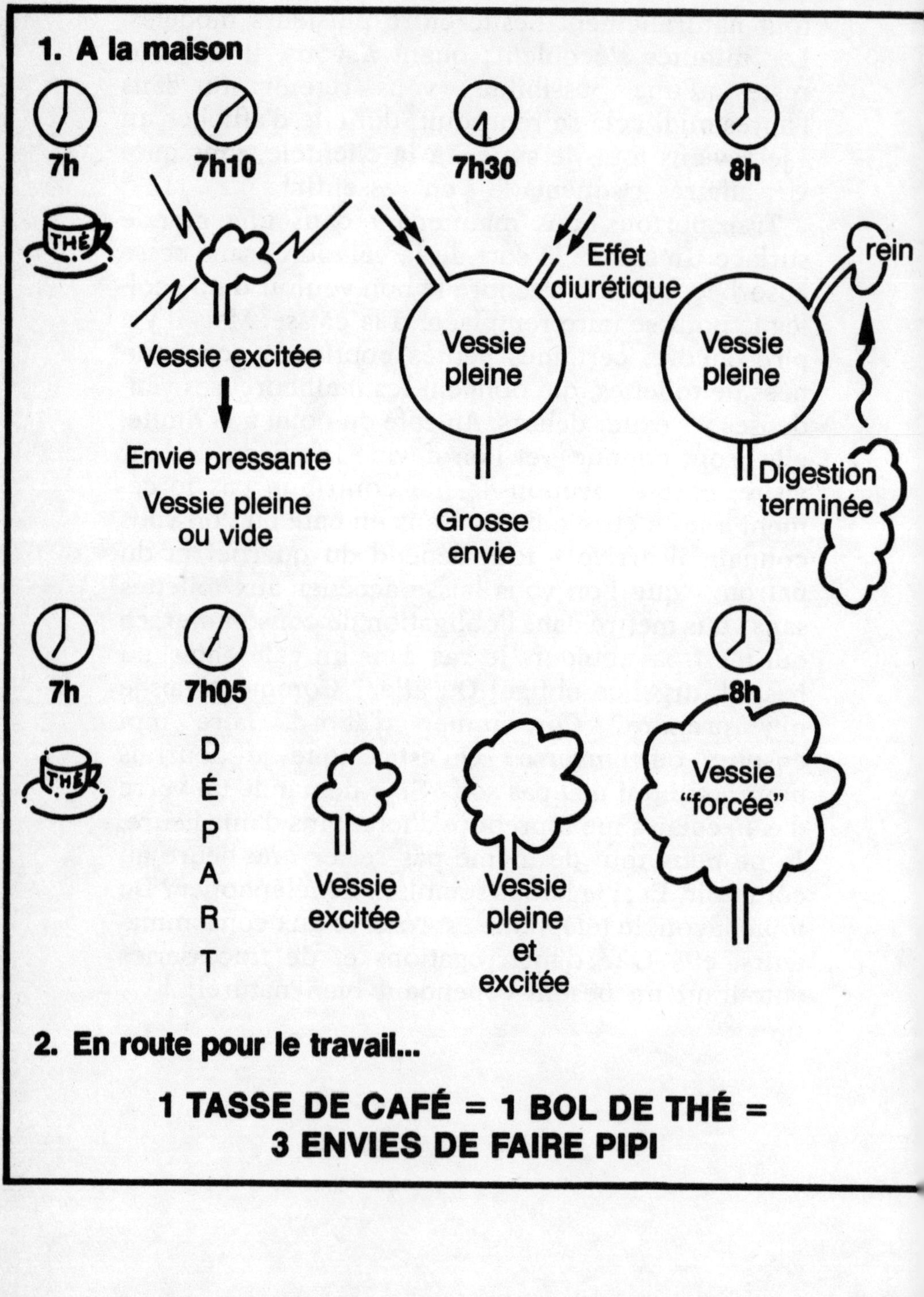
1. A la maison
7h
7h10
7h30
8h
THÉ
Vessie excitée
Envie pressante
Vessie pleine
ou vide
Effet
diurétique
Vessie
pleine
Grosse
envie
rein
Vessie
pleine
Digestion
terminée
7h
7h05
8h
THÉ
DÉPART
Vessie
excitée
Vessie
pleine
et
excitée
Vessie
"forcée"
2. En route pour le travail...
1 TASSE DE CAFÉ = 1 BOL DE THÉ =
3 ENVIES DE FAIRE PIPI

3

Les liquides et nous

Notre comportement à leur égard

« BOIRE, C'EST BON POUR LA SANTÉ »

Qui de nous peut s'estimer totalement imperméable aux idées reçues ? Nous croyons toutes, à tort ou à raison, que l'eau, cet élément essentiel à la vie, est dotée de nombreux pouvoirs. De là à lui attribuer celui de combler nos souhaits les plus secrets (de beauté, de minceur, de jeunesse, d'équilibre) « Miroir, dis-moi qui est la plus belle ? »..., il n'y a qu'un pas, d'autant plus vite franchi que toute la société contribue à nous renforcer dans cette optique.

Eau bienfaitrice, certes.

Eau toute-puissante, non.

Attardons-nous ensemble sur certaines associations osées car souvent excessives et, à défaut de leur tordre le cou, écoutons-nous parler...

Buvons, éliminons.

Elle est décidément bien attirante cette silhouette élancée de jeune femme se livrant dans le spot publicitaire bien connu à des activités sportives supposées ponctuées par la prise régulière de verres d'eau minérale.

Avouons-le, ce corps menu délié de toute surcharge graisseuse et dépôt cellulitique représente cet idéal souvent convoité. De là à imaginer que la prise régulière d'eau va nous permettre d'acquérir une telle silhouette, il n'y a qu'un pas. Avouez qu'il est très tentant, humain et féminin de raisonner ainsi. Si seulement cette eau magique possédait le pouvoir de faire fondre nos « surplus graisseux », cela nous arrangerait bien...

L'impact de ce spot particulièrement habile est tel que chaque verre d'eau absorbé finit par être associé à l'acquisition de cette silhouette de rêve. Et cependant, vous vous doutez bien que le choix de ce mannequin n'est pas le pur fruit du hasard.

Il va sans dire que les rondeurs avantageuses d'une autre figurante n'auraient pas obtenu le même effet.

Si l'on s'attarde quelque peu sur la signification que nous accordons au mot « élimination », on s'aperçoit que l'on y rattache tout naturellement l'eau mais aussi tout ce qui nous arrange, histoire de continuer en toute bonne conscience à commettre des écarts au cours des repas en espérant que la bouteille d'eau avalée dans l'après-midi les gommera, comme par enchantement. Admettons une fois pour toutes qu'éliminer de l'eau ne signifie pas faire fondre ses réserves (voir chapitre 2). Elles sont rebelles, les perfides!

Maintenant que vous savez tout sur le sujet, si vous vous décidiez quand même à augmenter votre ration hydrique, libre à vous, mais prenez garde à ne pas y ajouter de sirop (menthe ou fruit) ou à ne pas vous ruer sur les sodas sous peine de kilos gagnés... et non perdus!

« *Et si on buvait un petit café?* »

Le voici donc cet inévitable liquide (café, thé, soda) autour duquel s'organisent nos réunions amicales ou professionnelles.

Sur la plupart des lieux de travail, il existe une tradition conviviale, celle de la pause café, respectée par de nombreuses entreprises, instaurée au beau milieu de la matinée et parfois vers 16 heures.

Il arrive que la journée de travail commence par un petit déjeuner pris en commun. Selon les modes et les saisons, c'est le café, le thé ou les jus de fruits qui remportent les suffrages.

Dans certains milieux, cette tradition s'est imposée comme un véritable rituel sous l'impulsion de quelques leaders, les « enragées du petit café ».

La plupart des bureaux disposent d'un distributeur de café à chaque étage. Certains services se cotisent pour s'offrir une cafetière électrique, et chacun à tour de rôle approvisionne en café la personne qui le prépare.

Plusieurs fonctions à cette pause café :

– Se retrouver ensemble, amicalement, papoter de la pluie et du beau temps, et plus précisément du dernier film, des programmes T.V. de la veille, des soucis familiaux et domestiques..., s'informer des derniers potins et commérages de la Société, mettre à plat certains conflits;

– Se faire un petit plaisir entre amateurs avec cette douce sensation de liquide chaud qui glisse dans l'œsophage;

– Calmer le « petit creux » de 10 heures. Chez nous, le petit déjeuner est souvent sacrifié. La tasse de café avalée rapidement ne réconforte que peu de temps l'organisme qui crie famine ensuite. Les Anglo-Saxons sont plus astucieux sur ce plan. Le breakfast comporte jus de fruits, œufs, jambons, tartines..., c'est-à-dire du liquide, des sucres rapides, des sucres lents, des graisses, des protéines, qui se digèrent peu à peu au fil de la matinée.

Le café, un breuvage aux vertus multiples.

Déjà, en son temps, le prince de Talleyrand trouvait que « le café libérait l'estomac, ne troublait pas la pensée, activait le sang, facilitait le travail, restaurait la santé et procurait des nuits délicieuses ». Pas un mot encore sur l'aspect convivial que nous venons de développer. Connu et apprécié dès la fin du IXe siècle en Perse, auréolé de vertus « toniques et excitantes », introduit en France par l'ambassadeur ottoman auprès de Louis XIV, en 1669, il fut cité vers 1713 à l'Académie royale des sciences. Plus tard, il s'imposa dans les milieux littéraires et aussi dans la vie quotidienne en raison de ses qualités organoleptiques et de ses effets psychostimulants.

Objet de contestations et d'engouements, le café compte autant de détracteurs que de supporters, entre ceux qui prétendent qu'il est nuisible pour le cœur, l'estomac, les nerfs, et ceux qui ne peuvent plus s'en passer...

Il semblerait que jusqu'à cinq tasses par jour, il ne puisse être rendu responsable de grands désordres. Tous ont cependant remarqué que certains sont plus sensibles que d'autres à ses effets.

L'enthousiasme de ses supporters contribua au succès que connurent les Maisons de café réservées aux hommes jusqu'au milieu du XVIIIe siècle. Avec le temps, on se mit à boire le café en famille. Il eut tellement de succès qu'il s'imposa très vite, en France du moins, comme la boisson du petit déjeuner.

Dès le début de son utilisation, la consommation de café afficha des liens étroits avec la santé. Jugé bénéfique, il était censé participer au bonheur de vivre. Il en est resté cette pratique de la pause café.

Tour à tour banalisé, puis revalorisé au rang de « presque nectar » à travers d'habiles spots publicitaires, le café, c'est encore ce qu'on a inventé de mieux pour terminer agréablement un repas, engager une discussion, ou s'octroyer un moment de détente.

Certains peuples ont plus que d'autres la manie du café : les Turcs, les Grecs, les Italiens... En France, les gens du Nord sont connus pour avoir toujours une cafetière sur le feu.

La CAFÉINE, absorbée par le sang dès la sortie de l'estomac, c'est-à-dire moins de 10 minutes après son ingestion, se disperse dans la circulation en court-circuitant la digestion :

- vers le cerveau, produisant un effet stimulant bien connu des étudiants;
- vers le cœur, les « fragiles » ressentent immédiatement quelques palpitations;
- vers la vessie, cela se traduit par des contractions vésicales sans objet, c'est-à-dire sans lien avec son remplissage. Habituellement, la vessie se contracte quand elle est pleine, donnant une sensation de besoin, voire de crampe, incitant alors à aller aux toilettes;
- vers les reins dont les artérioles se dilatent, et qui filtrent ainsi plus vite. C'est l'effet diurétique, l'urine est fabriquée en plus grande quantité.

Le THÉ contient aussi de la caféine et possède donc les mêmes propriétés.

Indépendamment de l'absorption de liquides dans un climat convivial fait de partage, on peut aussi éprouver du plaisir à déguster « en solitaire » sa tasse de thé ou de café. Un plaisir égoïste face à sa théière, synonyme de détente ou de mise en condition, pause entre deux activités ménagères pour les femmes d'intérieur qui se retrouvent seules dans leur maison toute la journée, soutien permanent du travail intellectuel pour les étudiantes ou les travailleuses isolées. Cette absorption de liquide diurétique et excitant pour la vessie ne donne pas de problèmes à la maison. Les toilettes sont familières, proches et accueillantes. Les fréquentes envies d'uriner sont en général repérées mais ne font pas l'objet de plaintes. Il suffit d'arrêter une bonne heure avant de sortir et il n'y aura pas de difficultés. A propos, notez que le *thé déthéiné* existe, et qu'il pourrait ne pas vous déplaire.

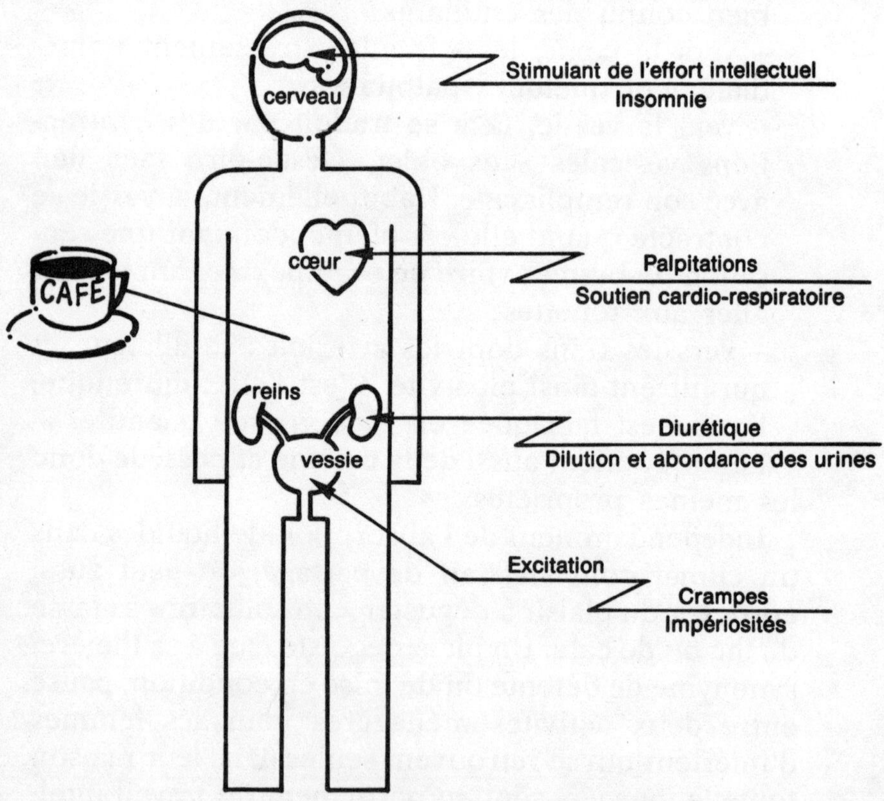

LES EFFETS DU CAFÉ

« Deux grands verres d'eau le matin au réveil, ça vous dégage les intestins » = Boire pour éviter la constipation.

Nous connaissons mieux aujourd'hui les facteurs favorisant l'installation de cette véritable maladie de civilisation qu'est la constipation : sédentarité excessive + alimentation pauvre en fibres (céréales, fruits et légumes verts).

Notons à ce propos que dans ce registre, il n'existe pas plus de normes concernant la fréquence idéale que dans celui des urines.

Certains, certaines, iront à la selle deux fois par jour, d'autres une fois tous les deux jours. Cela dépend, notamment, du régime alimentaire et de la personnalité. Peu importe, le principal est de se « sentir bien dans son ventre », c'est-à-dire de ne pas être dérangé par ses « tripes », comprenez ses intestins. A chacun son rythme. En somme, inutile de changer vos habitudes si vous vous sentez à l'aise. N'allez pas imaginer, parce que vous n'allez à la selle qu'une fois tous les deux jours, qu'il y a quelque chose d'anormal, si vous n'en souffrez pas. En revanche, les habitudes de vie méritent d'être modifiées en cas d'inconfort prenant l'allure de ballonnements, de flatulences, de douleurs abdominales ou de spasmes.

A quoi servent donc ces deux fameux verres d'eau pris à jeun le matin? Tout simplement à mettre en route le tube digestif, l'estomac en premier, puis le duodénum et tout l'intestin. Les contractions ainsi suscitées entraînent le bol alimentaire, le font progresser peu à peu dans les méandres de l'intestin. Ce bol alimentaire va subir la digestion, c'est-à-dire une série de phénomènes mécaniques et chimiques. Les contractions vont alors se répercuter sur toute la longueur du tube digestif de l'œsophage jusqu'au rectum, et cela représente plusieurs heures de travail. Dès les premières contractions, c'est-à-dire dès l'absorption de ces deux verres d'eau, les contractions de la partie terminale du tube digestif (côlon sigmoïde) provoquent l'ouverture d'une valvule (clapet) qui stockait toutes les selles déjà fabriquées. Les selles passent dans le rectum, complètement vide jusqu'alors. Celui-ci se remplit en peu de temps, ses parois comprimées par ce contenu se distendent. Dès lors, les cellules nerveuses situées dans le rectum, sensibles à cette pression, envoient un message au cerveau. Le Grand Ordinateur analyse et intègre qu'il s'agit d'aller à la selle.

Ce qui vaut pour les verres d'eau matinaux vaut aussi pour le petit déjeuner ou la première cigarette, puisqu'ils déclenchent un mécanisme identique de contraction.

C'est la raison pour laquelle chirurgiens et anesthésistes vous interdisent de manger, boire, fumer avant une intervention chirurgicale pendant au moins les 6 heures qui la précèdent.

N'y voyez aucune cruauté morale particulière, admettez qu'opérer un ventre dont les intestins se tortillent sans arrêt n'est pas très facile.

Envisageons le cas des malchanceuses qui cumulent problèmes urinaires et constipation. Il faudrait pouvoir diminuer la constipation sans en passer par une hydratation accrue, les deux verres d'eau du matin n'étant pas conseillés en l'occurrence à une femme qui se plaint déjà de fuites.

Alors, que faire ? Faut-il se contenter d'agir sur les autres facteurs (exercices physiques, alimentation) ?

Quant aux médicaments destinés à relancer le transit intestinal, autant renoncer aux mucilages, qui supposent l'adjonction de grands verres d'eau, et se contenter des jus de pruneaux. Mais on peut toujours dans ce cas forcer sur la consommation de fibres, sur la marche et sur la natation. Reste maintenant à mesurer l'ampleur respective de ses fuites et de sa constipation et à évaluer ce qui semble le plus handicapant. Est-ce votre constipation ? Ne serait-ce pas plutôt vos fuites ?

Posez-vous quelques questions simples. Le fait d'être constipée est-il pour vous vraiment synonyme de ballonnement, de gêne ou d'inconfort réel ?

Ressentez-vous des maux de ventre intolérables ?

Demandez-vous si vos intestins vous font réellement souffrir. Faites plus d'exercice, surveillez votre alimentation, car boire davantage lorsqu'on a déjà des difficultés à se retenir chez soi implique la nécessité de se garnir sous peine d'avoir des fuites en société (se reporter au chapitre 7 : « Quelques réponses »).

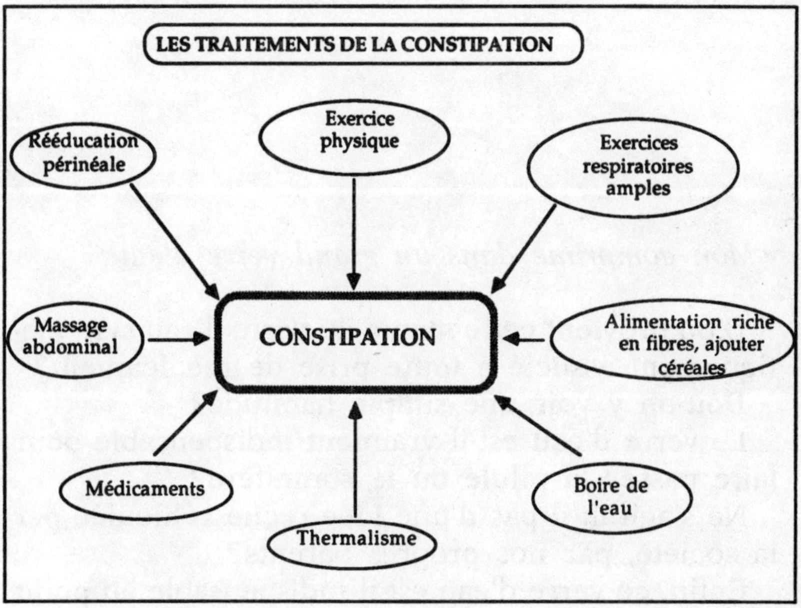

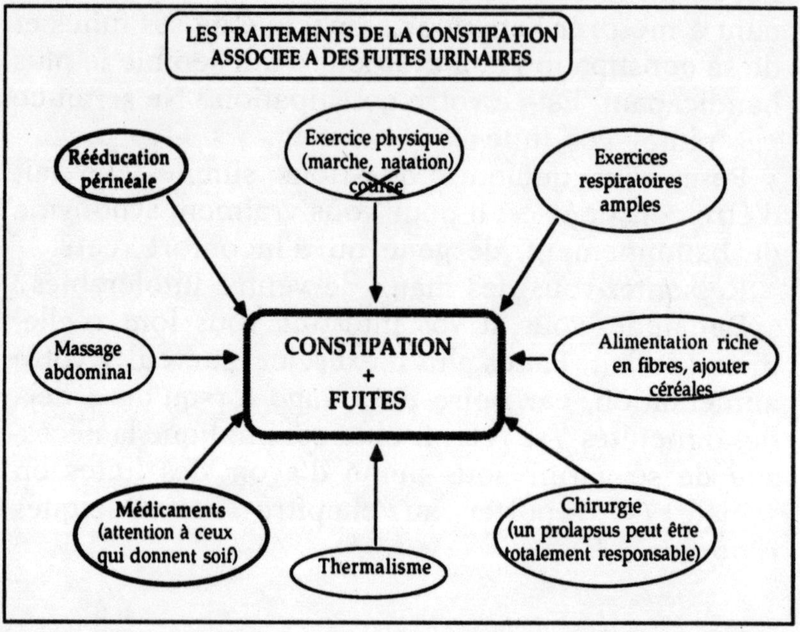

« Mon comprimé dans un grand verre d'eau. »

D'où provient cette manie du verre d'eau systématiquement associé à toute prise de médicament?

Doit-on y voir une simple habitude?

Le verre d'eau est-il vraiment indispensable pour faire passer la pilule ou le somnifère?

Ne s'agirait-il pas d'une idée reçue véhiculée par la société, par nos propres parents?

Enfin, ce verre d'eau est-il indispensable au point que sans lui, le médicament ne peut exercer pleinement son efficacité?

Si toutes ces notions existent bel et bien dans notre inconscient au moment où nous nous emparons du verre d'eau, il en est une qui nous permet d'expliquer sa raison d'être. Elle est tout à fait scientifique : c'est la *biodisponibilité*, c'est-à-dire la vitesse de mise à disposition du principe actif médicamenteux dans la circulation générale.

Précisons tout de suite que l'eau n'intervient que rarement dans l'efficacité médicamenteuse mais qu'elle précipite ou retarde l'absorption du médicament par notre organisme. Prenons l'exemple des somnifères. Absorbés avec un grand verre d'eau, ils quitteront rapidement l'estomac et agiront plus vite (comptez une heure en général). Ingérés avec très peu d'eau, ils stagneront dans l'estomac et agiront plus tardivement, ce qui peut se révéler précieux dans le cadre de réveils nocturnes.

Si vous souffrez d'insomnie, il est donc important de mettre un nom sur cette insomnie. S'agit-il d'une difficulté d'endormissement ou d'un réveil en pleine nuit? Le mode d'administration dépend donc aussi de l'activité escomptée (immédiate ou retard). Selon la nature de votre insomnie, votre médecin vous prescrira le produit le mieux adapté à votre cas personnel.

AVEC OU SANS EAU.

La taille, la consistance du médicament importent aussi. Une dragée enrobée ne ressemble pas à un comprimé, ni à un lyoc (comprimé à dissolution rapide avec ou sans eau), pas plus qu'à une capsule.

Il est évident que si très peu d'eau suffit pour avaler une minipilule ou une dragée, il vous en faudra davantage pour faire passer un cachet d'aspirine qui, lui, réclame un verre entier.

Quant aux gouttes à diluer, elles exigent aussi de l'eau. Alors, à vous de choisir la présentation qui vous convient le mieux ou, à défaut de la choisir, d'en discuter avec votre médecin si cela vous semble important.

Cette notion de biodisponibilité vaut aussi pour les antibiotiques urinaires. C'est à juste titre que l'on vous conseille de boire modérément pendant la durée du traitement afin de ne pas trop diluer le principe actif du médicament. En revanche, il s'avère intéressant de boire beaucoup avant de commencer le traitement antibiotique. On peut même, si l'on a de la chance et si l'on arrive à repérer les signes avant-coureurs d'une cystite, éviter son installation en buvant 3 l d'eau en 2 heures.

D'autres antibiotiques, c'est le cas des tétracyclines ou de certains anti-infectieux, doivent être absorbés au cours des repas mélangés à une cuillerée de quelque chose (purée ou yaourt), de façon à éviter les effets indésirables (brûlures d'estomac, par exemple). Ce sont les effets secondaires les plus répandus. Il en est d'autres plus difficiles à enrayer, par exemple les candidoses induites par certains antibiotiques en raison de l'appauvrissement de la flore intestinale. Ainsi, alors que tel antibiotique vous aura soulagée de votre cystite, il vous aura déclenché dans le même temps une candidose rebelle se manifestant par des démangeaisons vaginales. S'en débarrasser n'est pas une mince affaire, comptez 3 semaines de traitement associant un traitement local à base d'ovules et un traitement par voie orale agissant au niveau digestif. C'est la rançon de votre guérison.

L'idéal est de prendre à titre préventif un traitement antimycosique. La survenue d'effets secondaires dépend évidemment de la susceptibilité individuelle de chacun. Certains sujets « réactifs » parleront d'allergies médicamenteuses en évoquant leurs maux de tête, leurs accès de fatigue, voire leurs vertiges, alors qu'il ne s'agit que des effets secondaires d'un traitement.

D'autres, chez qui l'équilibre urinaire était déjà fragile, pourront à l'occasion de certains traitements basculer vers l'incontinence (voir chapitre « Les médicaments qui vous soignent et vous détraquent »). Globalement, retenons que la façon de prendre un médicament agit sur son efficacité, sur le délai d'apparition de celle-ci ainsi que sur les effets secondaires.

Boire beaucoup pour éviter les calculs.

Souhaiteriez-vous savoir ce que contiennent ces fameux et douloureux calculs urinaires qui font tant souffrir lors des crises de coliques néphrétiques?

60 % seraient d'origine calcique, l'oxalate de calcium étant en l'occurrence le grand responsable. D'autres contiennent des urates ou de la cystine ou résultent d'une accumulation d'ammonium et de magnésium. Quoi qu'il en soit, il faut les éliminer. Deux facteurs semblent en favoriser l'apparition : une sursaturation des urines après excrétion excessive d'un sel d'une part et une diurèse insuffisante de l'autre. On se retrouve alors en présence de concrétions qui s'accumulent après le passage du filtre rénal, s'agglomèrent jusqu'à constituer parfois de véritables « cailloux ». On parlait autrefois de la maladie de la pierre, la « gravelle ». Ces substances se déposent tout naturellement dans les reins au lieu d'être entraînées dans le flux urinaire vers la sortie.

Existe-t-il une prédisposition aux calculs urinaires de caractère héréditaire, familial?

Y aurait-il des liens entre l'alimentation et les calculs, entre les boissons et les calculs?

Une étude récente (Necker, Paris, 1989) a montré que la fréquence des calculs augmente dans les pays industrialisés qui consomment beaucoup de viandes, de sel et de sucreries, aux dépens d'aliments riches en fibres (légumes et céréales). On conseille donc aux victimes de coliques néphrétiques de modifier leur régime alimentaire en ce sens et de boire beaucoup d'eau, de préférence peu minéralisée, comme Évian ou Volvic, 2 l au moins. Dans quelle optique? Entraîner les « poussières » qui dans le cas contraire stagneraient dans les voies urinaires avant d'être éliminées par les reins.

Il faut savoir que tant que le calcul reste dans le rein, il ne provoque pas de troubles. On peut le découvrir à l'occasion d'une radio ou d'une échographie ou encore d'un scanner demandé pour toute autre chose.

Cela devient plus ennuyeux lorsqu'il se détache du rein pour emprunter la filière normale de l'élimination et de ce fait descendre dans l'uretère en direction de la vessie. L'urètre étant un canal étroit et sensible qui supporte mal la distension, le passage du calcul s'accompagne inévitablement de douleurs très aiguës : c'est la crise de coliques néphrétiques, une expérience douloureuse, paroxystique, que personne ne souhaite revivre une deuxième fois.

Dans certain cas, il arrive que le calcul stagne au point de créer un véritable blocage du rein. L'urine ne peut plus s'évacuer, la fièvre survient et la douleur persiste. L'hospitalisation est imminente, l'obstacle doit être levé en urgence médicalement, endoscopiquement ou chirurgicalement. Pour aider les malchanceux qui ont vécu une fois cette expérience, on analyse la composition du calcul recueilli et on adapte alors l'alimentation et les boissons de façon à enrayer la production excessive de cette substance ainsi mise en évidence. Certains types de calculs peuvent être dissous à l'aide de médicaments. Cependant, cette « maladie » n'est pas suffisamment répandue (33 cas pour 100 000 habitants, à moindre fréquence chez la femme) pour que l'on contraigne toute la population à ingurgiter une grande quantité de boissons à titre préventif.

Un verre d'eau pour renoncer au carré de chocolat. Boisson substitut dans un régime amaigrissant.

C'est l'association Weight Watchers qui introduisit la notion qu'il faut boire pendant un régime amaigrissant. Cette association, fondé en 1963 aux USA, existe aujourd'hui dans 21 pays et possède une renommée solide, fière d'afficher d'excellents résultats. Elle est issue des travaux sur le conditionnement. Souvenez-vous des expériences de Pavlov sur un chien qu'il réussit à faire saliver au son d'une cloche, parce que pendant un certain temps il lui a présenté un plat de viande juste après lui avoir fait entendre une cloche... Les thérapies comportementales sont nées de ces observations sur l'animal.

Il est donc possible, dans une certaine mesure, de remplacer l'impulsion à manger une bouchée de chocolat, une rondelle de saucisson, un gâteau ou n'importe quel autre aliment « riche »... par un verre d'eau (= zéro calorie).

Il y a deux faiblesses au moins dans cette technique : d'abord, le verre d'eau ne donne pas le même plaisir que la gourmandise qu'il remplace, ensuite ce verre d'eau ne « remplit » pas l'estomac des boulimiques de la même façon. L'impression de satiété dure beaucoup moins longtemps. Néanmoins, aidées par un soutien psychologique trouvé dans le groupe et les animateurs, encouragées par les résultats qui sont chiffrés précisément par la balance, bien des femmes ont réussi à perdre des kilos encombrants.

De toute évidence, ce « régime » est bénéfique pour l'immense majorité de celles qui veulent « retrouver la ligne ». Actuellement, le verre d'eau est toujours conseillé, mais comme c'est un peu triste, on propose de le remplacer plutôt par une pomme, un kiwi (plaisir exotique et plaisir du goût), un œuf dur (pour caler un coin d'estomac).

Des produits sont en vogue actuellement, qui diminuent l'appétit (sans amphétamines) ou le modifient. D'autres donnent une sensation de satiété. Celles qui risquent de souffrir d'un excès d'eau... préféreront ces moyens...

Nitrates, fluor, calcium sur la sellette.

L'eau potable, celle qui est propre à la boisson, est définie par des critères chimiques et bactériologiques.

On surveille principalement la teneur en *nitrates*. La directive européenne de juillet 1981 avait fixé à 50 mg/l le seuil à ne pas dépasser. Son augmentation est une conséquence de la pollution agricole et industrielle. En effet, les engrais et pesticides utilisés pour améliorer le rendement des cultures s'infiltrent profondément et rejoignent les nappes d'eau de réserve naturelle. On les retrouve pendant plus de vingt ans dans les eaux de sources de la région. De même, les usines rejettent des déchets chimiques dans les rivières. Ils devraient en principe être traités et neutralisés auparavant.

Ce n'est qu'en 1989 que la France a intégré les normes communautaires : « Toute eau dont la concentration en nitrates excède 50 mg/l est désormais non potable, sans dérogation possible »... en fixant toutefois la barre à 100 mg/l au lieu de 50 mg/l. L'objectif est cependant d'atteindre 25 mg/l au maximum.

Quatre départements sont particulièrement touchés par un excès de nitrates dans l'eau : le Pas-de-Calais, la Côte d'Armor, la Charente-Maritime et le Cher. La consommation régulière de cette eau est déconseillée chez les femmes enceintes et les nourrissons. En effet, les nitrates se fixent à la place de l'oxygène sur l'hémoglobine du sang. Cela entraîne des désordres liés au manque d'oxygène.

Le *fluor* est contenu en quantité variable selon les eaux, il prévient la carie dentaire chez les enfants et les adultes. Après la ménopause, il participe à la lutte contre l'ostéoporose, c'est-à-dire la déminéralisation osseuse, responsable des tassements vertébraux et des fractures du col du fémur.

Certains pays (USA, Europe de l'Est), ont décidé de « fluorer » l'eau de distribution. Chez nous, l'eau contient peu de fluor, sauf dans le Bordelais, les Ardennes et certaines régions de Loire. Il est donc utile dans les autres régions de compléter l'apport en fluor par des pâtes dentifrices fluorées, des comprimés de fluorures ou tout simplement en buvant régulièrement de l'eau de « Badoit » qui contient une teneur idéale en fluor (1,3 mg/l), ou chaque jour un verre d'eau de Vichy, qui en contient beaucoup plus (5 à 9 mg/l), ou en utilisant du sel de cuisine fluoré, à l'exemple des Suisses.

Quant au *calcium*, sa teneur est également variable selon les régions. Les femmes après la ménopause, menacées par l'ostéoporose (décalcification), tout particulièrement celles qui sont minces, peuvent compléter leurs apports de calcium par la consommation quotidienne d'un demi-litre d'eau Vichy Saint-Yorre, surtout si elles consomment peu de laitages. On conseille souvent aux femmes enceintes et pour les nourrissons l'eau d'Évian, faiblement minéralisée mais riche en calcium.

LES UNES BOIVENT, LES AUTRES TRINQUENT
OU LES MILLE ET UNE RAISONS DE NE PAS BOIRE

A côté de toutes celles qui peuvent boire jusqu'à plus soif, en toute sécurité (vessie résistante, périnée supertonique), d'autres, moins bénies des dieux, s'y refusent et passent leur temps à surveiller leurs prises de liquides. Pourquoi?

Existerait-il une inégalité face à l'absorption et peut-être aussi l'élimination des liquides?

Leur refus du verre d'eau tant convoité par d'autres signifie-t-il qu'elles n'ont plus soif, ayant atteint un juste équilibre entre apports et sorties, ou cela cache-t-il autre chose de plus délicat à avouer : la crainte des fuites?...

Analysons de plus près les mille et une raisons de ne pas boire.

« Moi, je n'ai jamais soif! »

Vous buvez normalement à table, pratiquement pas entre les repas et, hormis certaines circonstances particulières (chaleur d'enfer, exercice physique intense), vous n'éprouvez pas le besoin de vous désaltérer, au point que le comportement de certaines de vos amies enchaînées à leur bouteille d'eau minérale vous étonne... « Comment diable font-elles pour absorber autant d'eau dans la journée? » Il est vrai qu'en ce qui vous concerne, vous êtes peu friande de plats salés, de sucreries, d'alcool. Quant au café...?

Rassurez-vous, vous n'êtes pas malade. L'équilibre entre apports et sorties étant apparemment satisfaisant, l'eau que vous absorbez à travers la nourriture et celle que fabriquent vos cellules vous suffit. Tout va bien.

« Non, merci, je n'ai plus soif. »

A cela deux interprétations possibles :

– soit vous êtes effectivement rassasiée de liquides et vous vous retrouvez dans la situation décrite précédemment ;

– soit cela cache autre chose du style : « Je surveille attentivement toute prise d'eau », « Je n'ose plus boire ».

Redoutez-vous les fuites ? Votre vessie donne-t-elle des signes d'instabilité, des envies impérieuses et rapprochées pour des résultats médiocres ? Avez-vous remarqué des fuites en courant pour vous rendre à un rendez-vous, en toussant, en riant ?

Faites-vous partie de ces femmes réticentes aux fous rires de peur de faire « pipi dans leur culotte » ?

L'ampleur de votre problème vous ôte-t-elle l'envie de sortir de chez vous ?... Toutes ces indiscrétions pour vous dire que ce handicap n'a rien d'inéluctable, que vous n'êtes pas victime de votre âge, mais peut-être d'une mauvaise transmission des pressions au niveau de la vessie (incontinence d'effort), à moins qu'il ne s'agisse d'une instabilité vésicale, toutes deux responsables de fuites.

Ces troubles n'épargnent pas les jeunes femmes, bon nombre de jeunes accouchées étant transitoirement concernées par ces fuites et améliorées par des séances de rééducation pour la majorité d'entre elles. Cela veut dire que ces fuites ne disparaissent pas aussi facilement chez tout le monde.

Alors, faut-il continuer à boire ? Bien sûr, mais sans doute convient-il de boire autrement. Mieux vaut éviter d'avaler une théière avant de sortir, si vous vous savez déjà fragile. De vous-même sans doute surveillez-vous déjà tout cela et adoptez-vous un comportement de sécurité consistant à aller systématiquement uriner avant de sortir, avant de se coucher, avant de monter en voiture, etc., pour limiter les fuites. Ne désespérez pas, les solutions existent, reportez-vous au dernier chapitre.

« Les W.-C. sont sales. »

Peut-être avez-vous volontairement limité votre consommation de boisson pour des raisons de commodité et d'hygiène, votre conception de la propreté des W.-C. ne correspondant pas, hélas ! à la réalité des lieux. Vous les jugez peu engageants, vous avez peur « d'attraper des microbes » et renouez ainsi avec la grande peur qu'inspire le siège des toilettes abusivement incriminé dans la propagation des MST (maladies sexuellement transmissibles). Sans doute y a-t-il quelque exagération dans ce domaine. Mais l'excuse est souvent commode...

Toujours est-il que cela vous semble être une raison suffisante pour modérer vos boissons puisque vous ne vous sentez en confiance à cet égard que chez vous. Aussi avez-vous décidé de boire le moins possible pour ne pas vous retrouver en situation périlleuse ou pire de vous retenir (voir chapitre 4). Attention aux conséquences fâcheuses d'une telle attitude (voir chapitre 5).

« Vous ne buvez pas assez ! »

« Vous ne buvez pas assez ! » répète votre médecin à chacune de vos visites à son cabinet. Il sait en effet combien de médicaments vous absorbez par jour puisque c'est lui que vous les prescrit (entre les antalgiques pour le mal de dos, le somnifère pour bien dormir, les phlébotoniques destinés à améliorer votre circulation veineuse), bref la liste bien longue est souvent nécessaire. Mais voilà, vous oubliez de boire comme de nombreuses personnes âgées.

Au-delà de 72 ans, la sensation de soif à tendance à s'émousser. Elle peut même disparaître avec la fièvre et la fatigue. Écoutez les conseils de votre médecin traitant. Ne vient-il pas précisément de vous soigner récemment pour une cystite, conséquence directe de tous vos oublis de boisson et de votre consommation importante et quotidienne de médicaments se soldant par une concentration excessive de produits de dégradation dans le sang? Ajoutez à cela une diminution de la fonction rénale liée au vieillissement, et vous trouvez l'explication de vos infections urinaires à répétition et de bien d'autres désordres. Pensez-y lors de la prochaine grippe!

4

Équilibre urinaire : attention, fragile

En dépit d'une simplicité apparente – il ne s'agit ni plus ni moins que d'un réflexe –, les mécanismes de la continence font intervenir plusieurs organes : la vessie, l'urètre, le sphincter, au cours de séquences parfaitement orchestrées où chacun des protagonistes est tenu de réagir au bon moment, faute de quoi l'équilibre urinaire se trouve compromis.

Bien qu'il n'existe pas à proprement parler de normes dans le rythme des mictions, on ne peut nier les débordements, « 20 fois par jour et davantage », cela semble incontestablement excessif.

De la même façon qu'une vessie peut se montrer « dérangeante » à l'extrême, elle peut faire preuve d'inhibitions – « à force de retenues » – et jouer les « muettes ». C'est le « pas assez » pouvant aboutir à la perte sensorielle du besoin. Tentons d'effectuer une incursion dans cet univers mictionnel où le « trop » et le « pas assez » deviennent à des degrés divers sources d'inquiétudes...

MÉCANISME CONTINENCE – INCONTINENCE

Définition de la continence.

Si on peut très schématiquement définir la continence au sens large (continence sexuelle, urinaire et fécale) comme la capacité à se retenir pour se libérer ensuite lorsque les conditions matérielles y sont favorables, et l'incontinence comme son contraire, on comprend aisément qu'il suffit de quelques perturbations au milieu de ces rouages complexes pour que l'accident se produise.

On parle de continence, donc de « miction accomplie », entendez « satisfaisante », lorsque l'intégralité de ces divers éléments caractérisant les circuits de la continence est bien respectée.

Toutefois, il faut bien se rendre à l'évidence : l'équilibre entre les diverses influences inhibitrices et activatrices est chose précaire.

Les conditions de la continence.

La continence apparaît comme la résultante :
- d'un système sphinctérien doté d'une puissance convenable ; on la mesure par des examens *urodynamiques* ;
- d'une transmission correcte des pressions dans les structures du petit bassin ; celles-ci peuvent, lors d'un accouchement, connaître des modifications importantes. Le relâchement des ligaments suspenseurs perturbe alors cette transmission ;
- d'une bonne perception du besoin d'uriner ;
- de la stabilité de la vessie et de l'urètre.

C'est à ce prix seulement que l'on obtient une continence sans reproche.

Mode de fonctionnement.

La vessie et le sphincter urinaire constituent les deux pivots de la miction.

Réservoir d'urine situé dans l'abdomen, juste en arrière des muscles abdominaux, la vessie doit assurer une double mission : *contenir sans faiblesse, expulser sans effort.*

Le système musculaire sphinctérien maintient la vessie fermée en bas grâce à un double verrouillage assuré par le sphincter lisse (involontaire) et le sphincter strié (volontaire). Situé au niveau du col vésical et autour de l'urètre, ce système musculaire, dans des conditions normales, se trouve à l'intérieur de l'enceinte abdominale. Normalement, tout le système est étanche grâce au sphincter lisse contracté en permanence pour assurer la fermeture de l'urètre.

Lorsque la vessie se remplit, ses parois se distendent, l'envie d'uriner apparaît. Si le besoin ne peut être immédiatement satisfait, le sphincter strié (volontaire) vient à la rescousse.

Au moment de la miction, le relâchement des deux sphincters provoque l'écoulement de l'urine et l'évacuation du contenu de la vessie. Une fois la miction terminée, le sphincter lisse se referme (action réflexe). Lorsque tout va bien, la miction est un phénomène indolore, l'écoulement de l'urine dans l'urètre, sa sortie par le méat urétral et la contraction vésicale finale qui assure la vidange complète procurent un soulagement et un grand bien-être comparativement au malaise engendré par l'état de distension vésicale qui le précédait.

La part du volontaire et de l'involontaire dans la commande vésico-sphinctérienne.

La première phase de remplissage s'effectue de façon réflexe, une série d'informations sensitives montent vers les centres nerveux; tout d'abord, l'impression de remplissage, puis la sensation qui oblige à se retenir et à aller aux toilettes, ensuite le besoin devient urgent.

A ce stade, une contraction volontaire du sphincter strié permet de retarder la miction jusqu'à ce qu'elle soit matériellement possible, tout en assurant l'étanchéité, ou encore de la refuser.

Et cependant le système de la continence peut être mis en défaut dans diverses circonstances : c'est la fuite. Analysons la responsabilité respective des différents organes impliqués dans la continence.

1. *Sphincter : insuffisant?*

– *Mécanisme de l'insuffisance sphinctérienne :* l'insuffisance sphinctérienne empêche la fermeture totale de l'urètre. Le plus souvent, le vieillissement est responsable de cette usure progressive. Parfois même, le vieillissement du sphincter a devancé le calendrier (voir chapitre 5). D'autres facteurs encouragent et accélèrent cette dégradation : les accouchements peuvent l'abîmer. De même, la ménopause non corrigée par un traitement hormonal peut l'épuiser en l'espace de quelques années.

– *Comment la reconnaître?* Cette insuffisance se traduit essentiellement par une difficulté à retenir ses urines, ce qui signifie qu'il faut immédiatement se précipiter aux toilettes dès que l'envie se manifeste, sinon gare à la fuite! En d'autres termes, le délai de sécurité séparant normalement l'apparition de l'envie et celle de la fuite se trouve ici considérablement raccourci, parfois même inexistant. Les accidents surviennent insensiblement mais peuvent être évités par une rééducation périnéale et des modifications comportementales (voir chapitre 7).

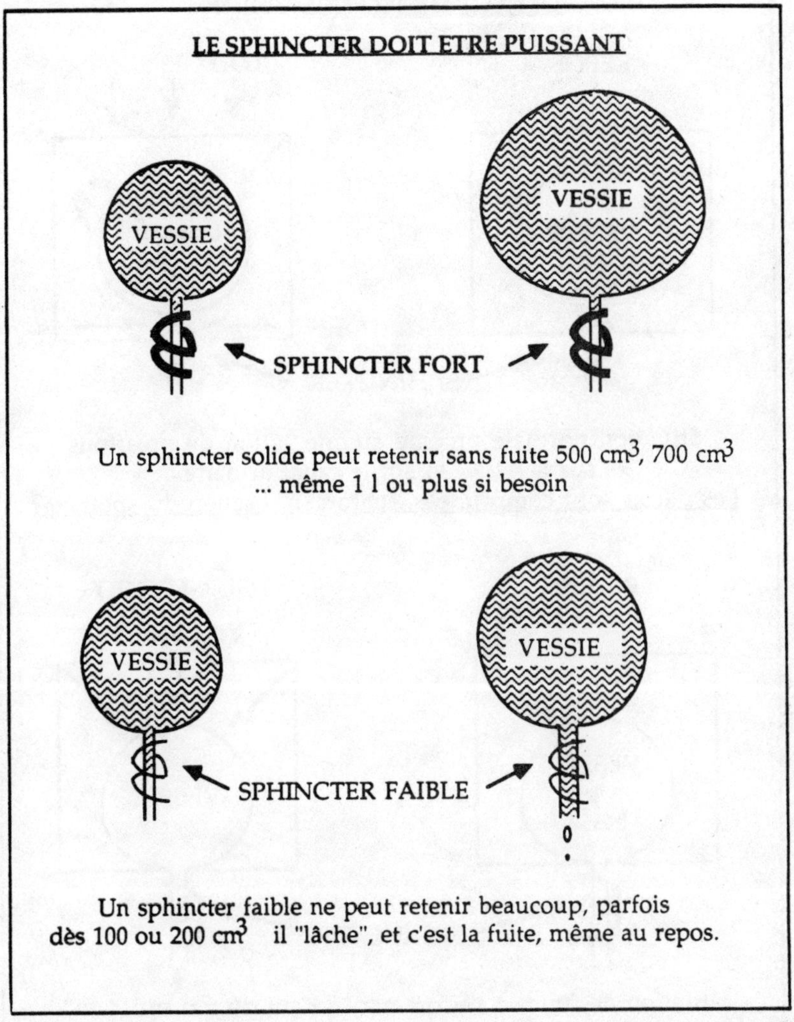

2. *Incontinence d'effort?*

– *Mécanisme mis en jeu.* Au repos, tout va bien. L'incontinence d'effort, comme son nom l'indique, n'apparaît qu'à l'occasion d'un exercice physique

DEFAUT DE TRANSMISSION

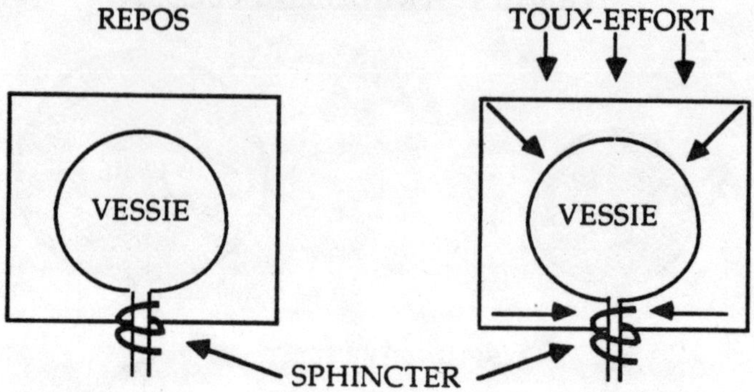

Situation normale : même augmentation de pressions sur la vessie et sur le canal urinaire.
Les parois sont comprimées, renforçant l'action du sphincter

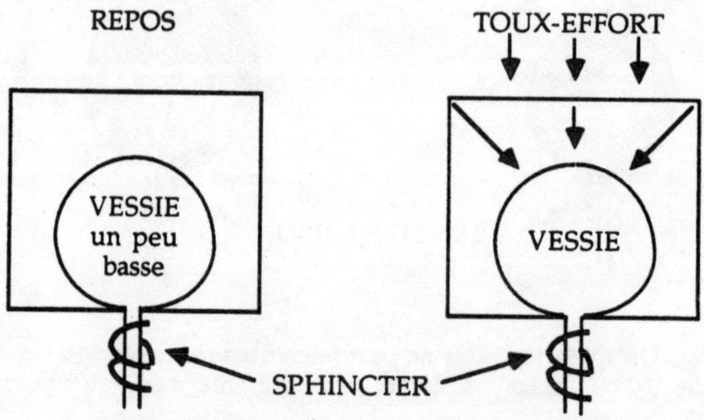

Situation de fuites à l'effort par "défaut de transmission". L'augmentation de pression contre les parois de la vessie ne se transmet pas à l'urètre, le sphincter seul ne suffit pas à retenir.

Cas fréquent chez les femmes ayant eu au moins un enfant.

(course, saut) ou d'un effort consécutif à la toux, une crise d'éternuements.

– *Comment la reconnaître?* Les fuites d'urines sont involontaires mais prévisibles puisqu'elles ne surviennent que dans des circonstances où l'on accomplit des efforts. Elles sont proportionnelles à l'importance de l'effort et au degré de remplissage de la vessie.

3. Vessie : Instable?

– *Mécanisme de l'instabilité vésicale.* L'instabilité de la vessie exacerbe les phénomènes de contraction de cet organe au moindre remplissage; il suffit parfois de moins de 150 cm^3 pour faire réagir une vessie instable, alors que normalement la vessie se laisse remplir en se distendant progressivement. En cas d'instabilité vésicale, les motifs de contraction ne manquent pas (mains plongées dans l'eau, bruit du robinet, émotions engendrées par la colère, la surprise ou l'orgasme). Le thé, le café, le vin blanc et le champagne se montrent particulièrement excitants pour les vessies instables.

– *Comment reconnaître cette instabilité?* Cela se traduit par une crampe au niveau de la vessie, audessus du pubis, dans le bas-ventre, une envie brutale et impérieuse de se soulager sans aucun rapport avec le volume de remplissage de la vessie. Parfois, l'envie passe après quelques instants, parfois le sphincter lâche, et c'est la fuite brutale de tout ou d'une partie du contenu de la vessie.

L'INCONTINENCE ORGASMIQUE est une expérience curieuse que vivent parfois ou souvent certaines. Un jet d'urine s'échappe au moment de jouir. Certains couples en rient et comprennent que c'est un signe, un peu particulier, de perte de contrôle, donc de laisser-aller, probablement témoin d'un plaisir intense. Ce phénomène réalise un peu l'équivalent de l'éjaculation.

Néanmoins, d'autres le vivent mal. Dans le cas où cela est vraiment un gros problème, quelques thérapeutiques peuvent le réduire.

Attention! Cela n'a rien à voir avec les FEMMES-FONTAINES, qui émettent au moment de l'orgasme un liquide issu du vagin, et qui n'est pas de l'urine.

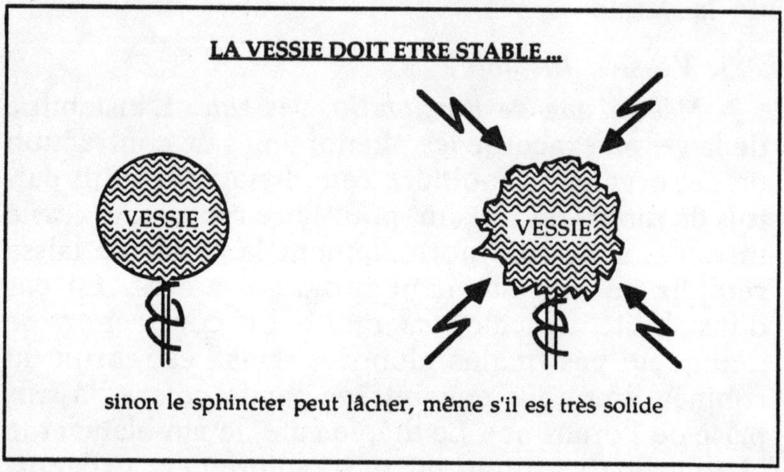

Ces différents tableaux peuvent se présenter séparément ou se conjuguer, réalisant alors ce que l'on appelle les incontinences mixtes.

L'UNIVERS MICTIONNEL : ENTRE LE TROP... ET LE PAS ASSEZ!

« 20 fois par jour ou davantage », dites-vous, vous vous rendez aux toilettes. A votre assiduité, cinq explications courantes possibles :

– *première* hypothèse : vous passez votre journée à vous inonder d'eau ; en d'autres termes, vous vous hydratez au point de friser la potomanie (voir chapitre 2, « S'enivrer d'eau »); vous buvez beaucoup, quoi de plus logique que d'éliminer souvent;

– *deuxième* hypothèse : vous faites partie de ces trop nombreuses femmes torturées, affligées d'infections urinaires à répétition, « les cystites à tiroirs ». Depuis le temps, vous finissez par en repérer les signes avant-coureurs : envies fréquentes, brûlures en urinant, urines troubles;

– *troisième* hypothèse : vous êtes victime d'une instabilité vésicale (voir chapitre « 20 ans après, on paie les pots cassés ») qui vous conduit à uriner peu mais souvent. Vos urines sont claires, vous ne ressentez aucune brûlure, mais, lorsque l'envie surgit, elle est impérieuse et ne souffre aucun retard, sinon gare aux fuites ! Dites-vous que cela se traite et peut même se (ré)éduquer;

– *quatrième* hypothèse : vous conservez les traces d'un accouchement difficile qui a provoqué une descente d'organes (prolapsus) et, depuis, vous ressentez une sensation de pesanteur dans le bas-ventre et la nécessité d'uriner souvent mais peu en abondance;

– *cinquième* hypothèse : vous vous efforcez de maîtriser votre vessie et, pour la domestiquer, vous lui imposez des vidanges systématiquement, avant de quitter votre domicile, de monter en voiture, dans le train. On aurait tort de vous en blâmer. Ce comportement de sécurité répond à une volonté de ne pas vous sentir prise au dépourvu et limite au moins les risques de fuites.

Et si vous vous décidiez à tenir le registre des comptes, à savoir le bilan des entrées et des sorties de liquides, ne serait-ce que pour savoir ou vous vous situez dans le schéma... ? Ces pesées quotidiennes de liquide (absorbé et éliminé) au moyen d'un bocal gradué ou d'une bouteille – à votre convenance – s'apparentent à des comptes d'apothi-

A boisson égale et élimination égale ...
ETAT DE LA VESSIE AU COURS DE LA JOURNEE, SELON LA FREQUENCE MICTIONNELLE

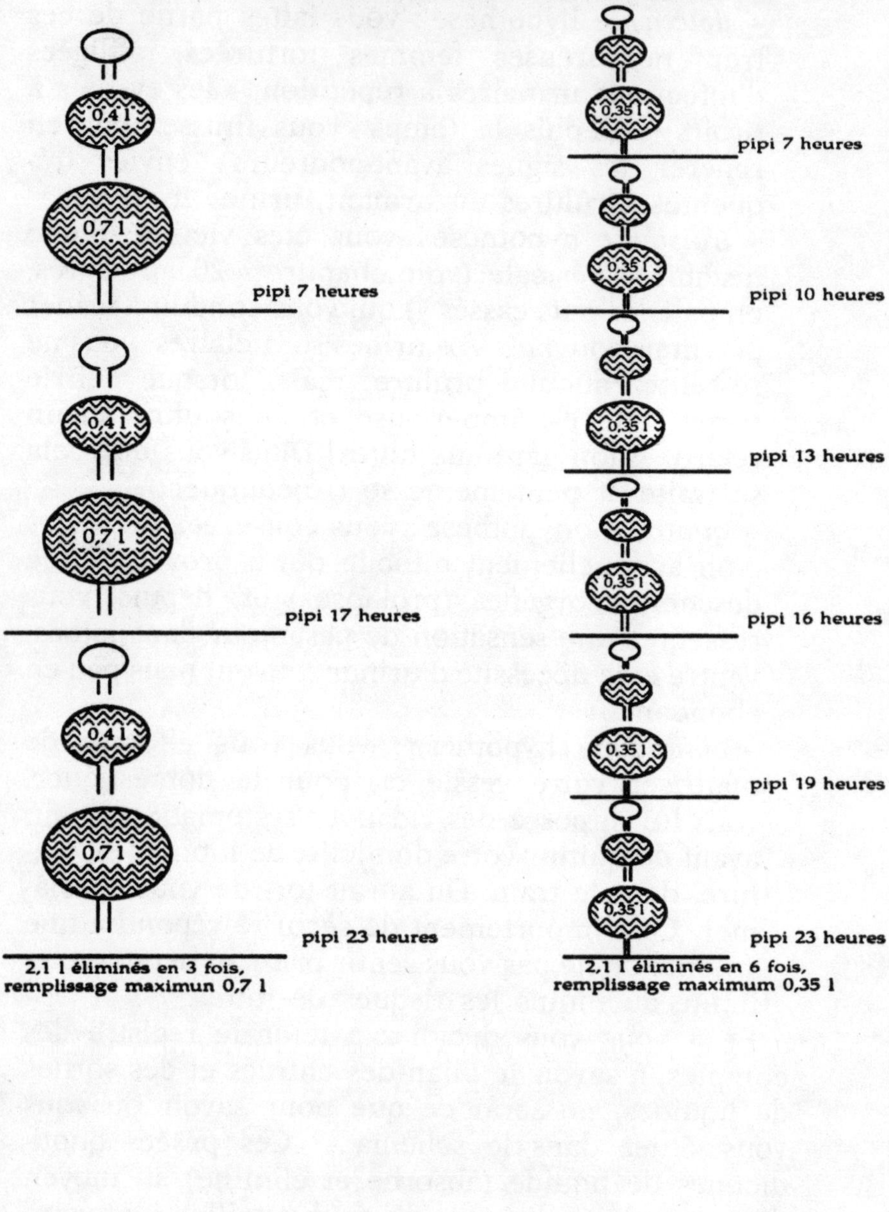

caire, direz-vous, une égale minutie étant de rigueur. Même si cela vous semble fastidieux quelques jours durant, songez aux bénéfices de ce calendrier mictionnel qui pourra ensuite vous orienter vers une thérapeutique spécifique. En effet, l'analyse de ce calendrier permet d'apprécier votre comportement et de voir s'il minimise ou au contraire aggrave votre problème. C'est le premier pas vers la rééducation. Qu'en pensez-vous? Cela vaut peut-être la peine d'essayer...

L'UNIVERS MICTIONNEL : ENTRE LE PAS ASSEZ... ET LE TROP!

« Moi, j'urine très peu, vous savez, j'ai toujours été comme ça. »

Une telle affirmation peut faire sourire dans la mesure où elle traduit un comportement « petit oiseau » d'un être ayant peu de besoins et d'exigences. Quoi qu'il en soit, si vous buvez peu, vous urinerez peu, la logique y trouvera néanmoins son compte.

« Je me retiens. »

Mais il se peut aussi que vous uriniez peu parce que vous vous retenez.

A cela plusieurs raisons :

– la nécessité de se retenir peut découler de conditions peu favorables en milieu urbain, ou de contraintes professionnelles trop importantes. A ce propos, il existe une certaine catégorie de femmes particulièrement absorbées – mais nous le sommes toutes – qui pourraient aisément soulager

leurs vessies mais retardent au maximum ce besoin jugé secondaire, dégradant, trop physiologique, et une autre catégorie qui se laissent déborder et envahir par des enfants, le téléphone, le travail, prisonnières cette fois-ci du peu de considération qu'elles ont pour elles-mêmes. Moralité : pensons un peu à nous; si c'est bon pour le moral, ce n'est pas mauvais pour la vessie...
– On peut se retenir parce que les W.-C. sont négligés (nous en avons déjà parlé) ou qu'ils sont inaccessibles (il faudrait monter un escalier, emprunter un long couloir, bref s'aventurer dans un véritable labyrinthe). Vous l'avez sans doute vécu dans certains services hospitaliers, certaines administrations et bien sûr les grands magasins, et sinon demandez aux personnes âgées, provisoirement immobilisées à l'hôpital, ce qu'elles en pensent. Il se pourrait bien qu'elles vous répondent qu'il leur est souvent impossible de se rendre jusqu'aux toilettes faute d'un bras secourable pour les y accompagner. Mais c'est une autre histoire...

« Au nom de quoi d'autre vous retenez-vous? »
– *Auriez-vous perdu la sensation du besoin?* Sans doute vous êtes-vous retenue des années durant et aujourd'hui vous ne ressentez plus le signal de remplissage (vessie atone). Vous pouvez d'ores et déjà relire le chapitre précédent où vous trouverez l'explication de ce qui vous arrive aujourd'hui : une instabilité vésicale que vous vous êtes confectionnée, sur mesure, au fil des ans. Lisez également « 20 ans après, on paie les pots cassés ».
– Cette perte du besoin peut également résulter d'une vessie neurologique, distendue après un accident, par exemple, ou une maladie.

Il serait intéressant de s'interroger sur la signification que vous accordez au verbe « SE RETENIR ».

– Est-ce un héritage de votre éducation? Toute petite, on vous a enseigné le sens de la retenue (voir chapitre 2). Cette notion de retenue, vous l'appliquez aussi à votre sphincter.

– A moins que vous ne pensiez fortifier ainsi votre sphincter. Êtes-vous certaine de ne pas faire fausse route?

5

Quand tout se détraque

L'équilibre génito-urinaire auquel on ne songe nullement en l'absence de problème peut se trouver compromis dans diverses circonstances ; à l'occasion de certains événements (grossesse, ménopause), à la suite de traumatismes (accouchement, interventions chirurgicales sur le petit bassin) ou d'exercices physiques mal adaptés (gymnastique, tennis, jogging), ou encore, nous l'avons vu précédemment, lors de la prise de certains médicaments qui, d'un côté, résolvent votre souci immédiat et de l'autre, perturbent le mécanisme de la continence.

Ce fameux équilibre est aussi soumis au processus de vieillissement qui n'épargne aucun système, car on ne peut pas toujours tricher sur l'âge de ses artères ni sur celui de son sphincter.

QUAND TOUT SE DÉTRAQUE, LES RÉVÉLATEURS

Engouement bien compréhensible que celui que suscite le sport à nos yeux de citadins privés d'exercice, enfermés dans des bureaux, contraints au piétinement.

Quoi de plus naturel que cette envie irrésistible de

nous défouler à travers la pratique d'une activité physique.

Certes, l'attrait exercé par le sport sur nos personnalités avides d'efforts violents reste pour la plupart d'entre nous épisodique et inconstant. Cela s'inscrit et se noie au milieu d'autres belles résolutions, toutes celles que nous prenons au retour des vacances ou juste après les fêtes...

Et cependant, nous sommes tous convaincus des inestimables bienfaits du sport sur notre état de santé. Mais voilà, certains sports servent également – et c'est moins drôle – de « révélateurs » à nos défaillances. Tantôt ils mettront l'accent sur une certaine dégradation de nos performances (nos courbatures sauront bien le rappeler), tantôt ils révéleront un problème urinaire sous-jacent si des fuites perturbent notre confort alors que nous sautons, que nous courons, que nous dansons... Comment s'expliquer la survenue de ces fuites au cours d'une partie de tennis, d'une séance de jogging, d'un cours de danse? Nous nous retrouvons ici dans le contexte décrit au chapitre 4, en pleine incontinence d'effort, et, nous l'avons vu, le mécanisme incriminé c'est tout simplement le défaut de transmission des pressions à l'effort, un phénomène que l'on peut rencontrer chez certaines femmes présentant une « descente » de la vessie. Ce changement de position de la vessie au sein de l'abdomen ne permet plus au sphincter – modification anatomique oblige! – d'assurer la fermeture lors des efforts.

On est alors amené à s'interroger sur le degré de responsabilité des différents sports dans la survenue de ce fameux défaut de transmission, fort embarrassant pour la poursuite de l'activité physique.

Le JOGGING est vraisemblablement le sport qui pose le plus de problèmes, car il révèle la moindre fragilité dans la retenue urinaire. Des enquêtes ont estimé à environ 30 % le nombre de femmes perdant quelques gouttes (ou plus) en courant. A chaque appui au sol, la force encaissée par le poids du corps lancé avec élan se transmet sur la vessie. Si elle est un peu basse, cette force ne se transmet plus contre les parois du canal urinaire (chapitre IV). Ce mécanisme typique de fuite à l'effort se reproduit de façon identique à chaque fois que l'on porte des charges lourdes (couffin + bébé) ou si l'on est amenée à poser brusquement un objet lourd comme une valise ou un panier à provisions.

A éviter : le saut à la corde pour faire plaisir à sa fille si l'on a observé ce genre d'incident en courant...

Le TENNIS décèle lui aussi les plus petites faiblesses urinaires. D'abord, parce qu'il faut courir après la balle (hyperpressions répétées), et plus encore parce qu'on ne sait jamais de quel côté elle va arriver... L'effet de surprise empêche de se préparer à encaisser le choc de la balle sur la raquette. Le verrouillage périnéal volontaire ne peut s'accommoder de l'imprévisible. Ces sauts limitent également la pratique de la DANSE, sauf si l'on décide de les supprimer un certain temps, quitte à rompre les enchaînements proposés.

Les ABDOMINAUX sont souvent le plat de résistance des cours de gymnastique, le moment où les participantes se mesurent et testent leur endurance et leur force. Toutes transpirent, peinent et tentent de tenir le coup jusqu'à ce que le moniteur autorise le repos.

Battements, petits ciseaux, pédalages par séries de 10, 20 ou plus épuisent, essoufflent, et cette immense fatigue générale et musculaire donne l'impression d'avoir fait le maximum pour sa forme, sa silhouette et son régime.

Une paire de jambes pèse environ 18 kg.

Lorsqu'elles sont levées, c'est le ventre qui les « porte ». Il est rare chez les femmes que les abdominaux seuls soient capables d'opposer suffisamment de résistance dans ce mouvement. Deux zones de faiblesse dans cette région du corps féminin :

- Les muscles abdominaux, qui sont moins épais et moins solides que ceux des hommes. On le voit en général, ces exercices entraînent un gonflement du ventre, qui se contracte pour tenter de lutter mais ne réussit pas totalement à contenir ce qui est à l'intérieur.
- La région du périnée, c'est-à-dire le plancher abdominal, qui subit les mêmes pressions et se trouve forcé de la même façon que les abdominaux. Ce phénomène est particulièrement évident en post-accouchement. Cette région a été distendue et fragilisée, la vessie peut être entraînée à descendre lors de tels exercices (voir chapitre 5). Des fuites d'urine risquent ainsi de se manifester à cette occasion ou de se préparer pour l'avenir.

Le GOLF ne présente pas les mêmes inconvénients que le jogging ou le tennis. En effet, chaque coup est préparé, calculé, et il y a place pour la mise en œuvre de la contraction périnéale. En revanche, un parcours s'accomplit en plusieurs heures et n'exclut pas que l'on s'isole dans la nature de temps en temps... Bien sûr, il y a toujours quelques toilettes çà et là, mais encore faut-il avoir le temps d'y arriver...

La NATATION peut être recommandée aux femmes atteintes d'une incontinence à l'effort. En effet, elle autorise à volonté une dépense intense et prolongée d'énergie sans contrepartie néfaste pour le périnée, ni risque de fuites. Lorsqu'on nage, on opère tout naturellement et sans le savoir un équilibre entre les pressions, puisque la pression de l'eau sur le périnée est égale à la résistance exercée par l'abdomen, donc, pas de défaut de transmission possible. L'eau constitue par ailleurs un milieu de choix pour l'accomplissement d'exercices gymniques : dans l'eau, on pèse moins lourd, ce qui est tout à fait appréciable chez la femme enceinte pour sa préparation à l'accouchement et chez la jeune maman pour ses séances post-accouchement.

Celles qui ont ces petits ennuis en courant ou en jouant au tennis vont rapidement se poser ces questions :

– *Continuer,* en utilisant les protections les plus adaptées (voir chapitre 7) y compris les tampons... ?

– *Tout arrêter?*

– *Changer* de sport et notamment troquer la raquette contre les clubs de golf et se défouler en nageant plutôt qu'en courant?

– *Se rééduquer,* mais en l'occurrence, il y a des limites? (Voir « Valeur et limites de la rééducation ».)

– *Se faire opérer?* Il s'agit évidemment d'un geste radical.

Chaque cas mérite réflexion et discussion, en fonction des motivations personnelles ayant dicté le choix de ces activités physiques :

– Sont-elles liées à une profession, à une passion de longue date ? On sera alors tenté de proposer la chirurgie très vite si le handicap est sérieux ou insurmontable autrement.

– Sont-elles liées à des phénomènes de mode? Telle femme jouant au tennis pourrait tout aussi bien « golfer », patiner ou « stretcher » sans soucis?

– Le sport choisi a-t-il une fonction de défoulement personnel ou un rôle social de rencontre? Existe-t-il un aspect de compétition, d'adresse, de précision?...

Une telle analyse sera utile si l'on décide de changer d'activité (voir chapitre 7).

QUE SE PASSE-T-IL PENDANT LA GROSSESSE?

Très vite, dès les premières semaines, des « envies » fréquentes surviennent. L'utérus se gorge de sang pour que le nid du bébé devienne confortable. Cet afflux de sang et la bascule utérine provoquent des tiraillements ligamentaires qui, sans être ressentis forcément comme tels, perturberont un peu la vessie.

Celles dont la vessie a tendance à se montrer instable verront s'accentuer ce phénomène avec des fuites survenant un peu n'importe quand, sans liaison avec un effort, par exemple.

Les mois passent, le fœtus prend de plus en plus de place. La fin de la gestation se caractérise sur le plan des « inconforts » par des difficultés de compressions diverses touchant les os, les articulations, les vaisseaux, les ligaments et les viscères. C'est ainsi que les côtes se soulèvent un peu, le sternum en fait parfois autant, tiraillements et points de côté se multiplient.

Côté viscères : constipation fréquente. Les intestins se trouvent refoulés, poussés, coincés, et la vessie n'a plus de place pour se laisser distendre et se remplir d'urine. Résultat : il suffit de quelques centilitres d'urine pour mettre la vessie en situation difficile, compte tenu de cette cohabitation rapprochée avec le bébé.

D'où la nécessité de la vider souvent, de plus en plus souvent au fur et à mesure que les semaines passent. C'est mécanique. Une seule attitude à adopter : obéir aux lois de la nature. Tant pis pour celles qui refusent de se soumettre à celles de la mécanique des fluides : elles s'exposent à des fuites qui ne sont qu'un inconvénient momentané (revoir chapitre 2 « Se retenir », valable en ce cas).

Ne vous affolez pas autant si vous êtes victimes de ce phénomène fréquent, il ne préjuge en rien de votre avenir sur le plan urinaire.

En revanche, celles qui ont connu les « petits ennuis » de fuites décrits plus haut en début de grossesse (dans les six premiers mois) devront consulter dès ce moment en milieu spécialisé pour s'orienter vers une (ré-) éducation périnéale qui limitera les problèmes après l'accouchement.

La clé de cet entraînement prénatal réside dans la prise de conscience des muscles du périnée et de l'intérêt de les fortifier afin de diminuer l'effet de l'accouchement.

Pourquoi ces ennuis en début de grossesse, et pourquoi pas chez toutes les femmes?

Il existe une inégalité de départ dans la puissance du sphincter urinaire, dans la stabilité de la vessie et dans la puissance des muscles périnéaux.

La préparation à l'accouchement réduit un peu ces différences, par une prise de conscience et un renforcement de cette musculature périnéale.

Le travail prénatal sur la statique pelvienne contribue également à diminuer les problèmes pré et post-accouchement. Son principe consiste à tenter de limiter la cambrure lombaire, une tendance naturelle chez la plupart des femmes enceintes. L'axe de l'utérus s'incline vers l'avant du fait du poids du bébé, cela distend davantage la paroi abdominale et les ligaments qui suspendent l'utérus et la vessie.

Cette bascule du bassin – c'est le terme consacré – existe dans toutes les préparations qui comportent une partie pratique, « physique », et constitue une des premières découvertes en haptonomie.

L'ACCOUCHEMENT

Chaque femme naît et grandit avec son potentiel (en matière de puissance sphinctérienne), et surviennent la première grossesse et l'accouchement.

Seules 10 à 20 % de jeunes mères ressentiront de façon transitoire ou de façon plus marquée la différence « avant - après » sur ce plan. D'autres auront subi une petite chute de puissance trop faible pour être perceptible, même lors du sport et de la gymnastique ; n'empêche que la baisse de la puissance est réelle, et elle s'ajoutera à celle des années, puis plus tard à celle liée à la ménopause.

Que se passe-t-il lors de l'accouchement par voie basse ?

On observe deux phénomènes :

– D'une part, *la distension*.

Le bébé, au passage, distend la vulve mais aussi tout le périnée et, plus en arrière, l'anus qui s'ouvre de 5 cm environ (ce qui explique que de nombreuses jeunes mamans éprouvent, dans les semaines qui suivent l'accouchement, des difficultés à retenir leurs gaz) et, juste en avant, l'urètre dont les fibres musculaires sont étirées parfois de façon irréversible sans que cela apparaisse. Lorsqu'on parle de déchirure, on sous-entend que la peau a été lésée, mais aussi les muscles et la muqueuse après que le canal urinaire ait lui aussi été déchiré au préalable.

Cela veut dire que certaines femmes ont beau ne pas avoir de déchirure visible sur la peau, leur sphincter urétral a tout de même subi une déchirure. L'épisiotomie tente d'éviter ce processus, à condition d'être réalisée suffisamment tôt et suffisamment large pour éviter cette fameuse déchirure invisible pour les yeux mais qui se manifestera après l'accouchement par des fuites urinaires et une difficulté à se retenir.

– D'autre part, *la descente*.

Tandis qu'il descend le long du vagin, le bébé entraîne avec lui par un phénomène de glissement le col utérin, l'utérus, la vessie et le rectum. Les ligaments qui les suspendent se distendent alors énormément et de façon plus ou moins réversible.

Parfois, il arrive juste après un accouchement que le col de l'utérus soit tellement descendu qu'il affleure la vulve pendant plusieurs jours.

Une descente du col ou de la vessie peut être spectaculaire ou très discrète au départ. Le plus important pour l'avenir seront les quelques semaines qui suivront l'accouchement : une telle modification anatomique peut être responsable de fuites urinaires survenant à l'effort.

Si des exercices de rééducation périnéale sont effectués très souvent et si aucun effort de poussée n'est réalisé (pas de constipation ni de port de charges lourdes, ni d'exercices de gymnastique type abdominaux qui augmentent la pression dans le ventre et sur le périnée), tout peut rentrer dans l'ordre au bout de quelques jours ou quelques semaines.

L'épisiotomie ne semble pas efficace pour prévenir ce genre de désagrément, ce qui explique que de temps en temps des fuites urinaires puissent tout de même se produire. Celle-ci n'évite que le mécanisme de distension de la vulve et de l'urètre décrit plus haut. Elle n'empêche pas la vessie de descendre. Si cette dernière ne reprend pas sa place rapidement, des fuites peuvent apparaître à l'effort (en courant, en toussant, en éternuant, en riant très fort, en sautant).

Le rectum peut lui aussi être entraîné dans cette descente. Ce déroulement du rectum en bas du vagin, dans la partie arrière, n'entraîne pas de douleur, mais parfois une sensation de gêne, lorsque le phénomène est très marqué. Mais lors de la défécation, les selles sont poussées dans une mauvaise direction, vers l'avant et non vers le bas. Cela entraîne une fausse sensation de constipation.

« Pousser » de toutes ses forces pour tenter d'évacuer à tout prix les selles ne contribue qu'à accentuer la descente du col de l'utérus et de la vessie déjà commencée pendant l'accouchement et à favoriser l'apparition secondaire d'une incontinence. Il faut entreprendre rapidement une rééducation du périnée pour que tout rentre dans l'ordre et s'efforcer de vider le rectum par une succession d'exercices de poussée puis de relaxation qui tend à fractionner les selles.

En cas d'échec au bout de quelques mois, seule une intervention chirurgicale par les voies naturelles (sans ouvrir le ventre) pourra corriger cette descente si la gêne est trop grande.

Au total, retenons qu'après des accouchements, il n'est pas rare d'observer des phénomènes d'incontinence, que plusieurs mécanismes s'en partagent la responsabilité, que certaines femmes subiront à la fois la distension et la descente, d'autres un seul, et les plus chanceuses aucun des deux phénomènes.

Comme on le voit, l'épisiotomie ne met pas à l'abri de tous les risques urinaires...

Il reste à l'obstétrique des progrès à accomplir dans ce domaine. Cela explique les divergences d'attitudes des accoucheurs et des sages-femmes lors de l'accouchement. Certains pratiquent une épisiotomie systématiquement parce qu'ils estiment que ses inconvénients éventuels sont minimes par rapport à ceux d'une incontinence si elle devait survenir. D'autres laissent faire la nature en pensant qu'il vaut mieux ne pas déranger les femmes avec une épisiotomie alors que seules 20 % environ auront des fuites urinaires après leur accouchement, et que pour la moitié d'entre elles ces fuites ne revêtiront qu'un caractère transitoire. D'autres encore adoptent une conduite plus nuancée, laissant la place à l'intuition et à l'expérience.

QUE SE PASSE-T-IL?

Il y a quelques années encore, on ne parlait pas de tous ces petits ennuis urinaires provoqués par l'accouchement...

L'accouchement « High Tech » – traduisez « Haute Technologie » – engendre-t-il des complications? cette péridurale? et les forceps? et la ventouse? et l'épisiotomie? et ces perfusions qui accélèrent?

Plus que jamais, les accouchements se déroulent en toute sécurité et à moindre mal. Mais, parallèlement, nous devenons plus exigeantes, et le luxe d'hier est devenu le normal d'aujourd'hui.

Il y a vingt ans, les vieux accoucheurs avaient coutume de dire après chaque accouchement en retirant leurs gants : « J'ai sauvé la mère et l'enfant. »

Ce qui était à l'époque une prouesse est devenu aujourd'hui un minimum dont on ne parle même plus, sauf dans les rares cas où survient une défaillance.

Songez qu'au XIXe siècle, la mortalité maternelle a pu atteindre 25 %! En 1986, elle est de l'ordre de 0,01 %, chiffre éloquent...

Quant aux fuites urinaires qui apparaissent après l'accouchement, elles étaient considérées comme un phénomène normal, inévitable, et faisaient partie du cortège de désagréments qui entoure la naissance d'un bébé. N'était-ce pas le tribut à payer pour revendiquer le droit d'être mère?...

Les temps ont bien changé. Aujourd'hui, tout le parcours de l'accouchement et des suites se complique de technologies de plus en plus sophistiquées qui ont pour but de tenter de réduire à néant les ratages de la nature et aussi de préserver la beauté du corps féminin et son bon fonctionnement.

Les machines et les interventions peuvent parfois sembler pesantes. Ne perdons pas la mémoire d'un passé récent – les grand-mères peuvent encore témoigner – où la naissance était plus un drame qu'une joie (quoi qu'en disent les faire-part traditionnels). Certes, l'épisiotomie, l'analgésie péridurale et autres produits de l'obstétrique moderne ont parfois de petits inconvénients. Ne perdons pas de vue cependant leurs grands avantages.

Que faire concrètement dans l'immédiat en attendant d'autres progrès?

Suggérer aux femmes enceintes de fréquenter assidûment les séances pratiques de préparation à la naissance, dans les maternités ainsi que dans les structures non médicalisées comme les cours de yoga qui leur sont réservés, et la préparation en piscine.

Elles comportent toutes des exercices qui facilitent, le moment venu, la sortie du bébé. Ce type d'excercices privilégie les efforts de poussée vers le bas effectués tout en réduisant au minimum les forces de résistance au passage du bébé grâce à une relaxation du périnée.

APRÈS L'ACCOUCHEMENT

Juste après, encore allongée sur la table d'accouchement, vous regardez et touchez votre ventre : il est bien plat. Quelques heures plus tard, en vous levant, le bilan se révèle moins brillant; en effet, l'implacable loi de la pesanteur le fait gonfler en position verticale, car la paroi est encore distendue; cela se voit... beaucoup en général.

Un autre phénomène qui, lui, ne se voit pas, c'est le résultat de la distension périnéale et vulvaire décrite plus haut. S'il y a eu une épisiotomie, la vulve sera en principe fermée, sinon, elle peut rester ouverte plusieurs jours, semaines ou mois. Dans les cas sérieux, il faut entreprendre immédiatement une rééducation spécifique et la continuer sans relâche pendant neuf mois. La progression des résultats est irrégulière, avec des stagnations, des paliers et des progrès.

Au-dessus, à l'intérieur, le vagin, qui a été lui aussi distendu, reprend peu à peu sa forme et sa tonicité, celle d'un canal dont les parois sont collées entre elles.

Plus haut encore, en principe, le col de l'utérus, mais il arrive que l'accouchement l'ait entraîné plus bas, vers la vulve.

En avant, les parois du vagin sont communes avec la vessie et le canal urinaire, et en arrière avec le rectum. L'accouchement a pu les entraîner vers le bas et provoquer ce qu'on appelle un prolapsus, plus communément appelé *descente d'organes.*

Ces phénomènes peuvent apparaître de façon très visible dès le post-accouchement. C'est impressionnant, mais au moins attire l'attention. Si cela vous arrive, il y a de fortes chances pour que l'on vous envoie immédiatement en consultation spécialisée et en rééducation périnéale. Avec d'ailleurs un taux de succès proche de 100 % si vous suivez scrupuleusement les « bons conseils ».

Plus fréquemment, le bébé, pendant l'accouchement, a entraîné légèrement la vessie vers le bas. Cela provoque des fuites d'urine transitoires, le temps que tout se remette en place. La vessie remontera en position normale, comme avant, surtout si une rééducation périnéale est entreprise rapidement et si les exercices d'abdominaux sont évités ainsi que le port de charges lourdes. Attention! Le bébé dans une grande nacelle rigide de landau représente un lourd fardeau. Il existe des systèmes plus légers lorsque vous êtes seule, les « kangourous » et les nacelles souples sans armatures.

Revenons aux quelques jours qui suivent l'accouchement. Peut-être avez-vous bénéficié d'une analgésie péridurale? En ce cas, il est fréquent pendant quelques heures, voire quelques jours après l'accouchement, d'avoir des difficultés à remettre en route le système « sensation du besoin – retenue urinaire ». La plupart du temps, la nature reprend le dessus. Quelquefois, il faut lui donner un coup de pouce et sonder au moins une fois la vessie pour la vider. Déjà quelques minutes avant l'accouchement, on vous avait probablement sondée pour que la vessie soit vide au moment où le bébé passe. Il est pratiquement impossible de la vider spontanément à ce moment, car la tête appuie. Si la vessie est pleine, il y a moins de place pour le passage de l'enfant.

Ces deux possibilités de sondage exposent à un léger risque de cystite ou de légères brûlures urinaires pendant 24 à 48 heures. C'est pour cela que l'on vous conseillera de boire beaucoup pendant quelques jours, surtout si vous ressentez quelque gêne dans la région. Mais il est difficile de s'y retrouver dans l'analyse des sensations de cette zone qui vient d'être particulièrement sollicitée.

Ce conseil vous sera également donné si vous allaitez... *Il faut boire beaucoup pour fabriquer du lait.*

Mais, en revanche, si vous ne souhaitez pas allaiter, ou si vos seins sont déjà trop engorgés par une montée de lait... stop! Ne pas boire. Et cela reste prioritaire. S'il y a infection urinaire, les antibiotiques feront le nettoyage.

Autre point important : l'exercice du STOP-PIPI.

On vous conseillera probablement de pratiquer le stop-pipi, surtout si vous accouchez dans une maternité modèle.

Attention! Respectez le mode d'emploi. **ARRÊTEZ LE JET URINAIRE À SON DÉBUT, ET UNE SEULE FOIS.**

Il ne s'agit pas de « faire pipi en pointillé », cela risquerait de bloquer le réflexe mictionnel et de laisser ainsi un résidu d'urine dans la vessie, source possible de cystite. Celles qui ont la vessie sensible pourraient également, par cette pratique, basculer dans l'instabilité.

Ensuite, sachez qu'il est normal, juste après un accouchement, de ne pouvoir arrêter complètement le jet urinaire, et souvent de ne pouvoir qu'à peine le ralentir. Cela ne présage en rien des problèmes urinaires ultérieurs. L'évolution habituelle est d'y parvenir progressivement au bout de un à deux mois.

En revanche, si vous avez des fuites, il vous faut commencer rapidement une rééducation périnéale (mais ne confondez pas fuites urinaires et pertes vaginales).

LA FAMEUSE DESCENTE D'ORGANES

Autrefois, les jeunes mamans étaient prévenues contre le danger lié à une reprise trop rapide des activités juste après l'accouchement. On leur déconseillait même de se lever pendant au moins une semaine pour éviter « la descente d'organes (prolapsus) ». Ces organes, ce sont le rectum, l'utérus, la vessie, tous quelque peu malmenés au cours de l'accouchement.

Aujourd'hui, les recommandations diffèrent, de même que les bébés ont délaissé leurs langes bien serrés au profit de grenouillères confortables dans lesquelles ils peuvent remuer tout leur soûl, les mamans se lèvent dès que possible – y compris après une épisiotomie – pour éviter les troubles circulatoires liés à un alitement prolongé (phlébites).

Mais que deviennent les organes ? Le risque de prolapsus est-il équivalent chez toutes les femmes ? Se déroule-t-il de la même façon pour la vessie, le col de l'utérus et le rectum ?

– La descente du col de l'utérus provoque une pesanteur dans le bas-ventre et ce que l'on appelle une sensation de « vagin habité », voire même d'une boule ou tumeur qui affleure l'orifice de la vulve.

– La vessie peut descendre de deux façons : soit elle reste dans son axe, c'est une cystoptôse, *et il s'ensuit une incontinence urinaire à l'effort survenant à l'occasion de toux, d'éternuements, de fous rires, du port de charges lourdes, de course, etc., soit elle bascule en arrière dans le vagin, c'est une* cystocèle. *Si elle est importante, les modifications dans les rapports anatomiques entre la vessie et le col de l'utérus provoquent des mictions plus fréquentes et peu abondantes.*

– Quant à la descente du rectum, elle ne s'accompagne d'aucune douleur mais se révèle gênante au moment de la défécation, car elle entraîne de fausses constipations.

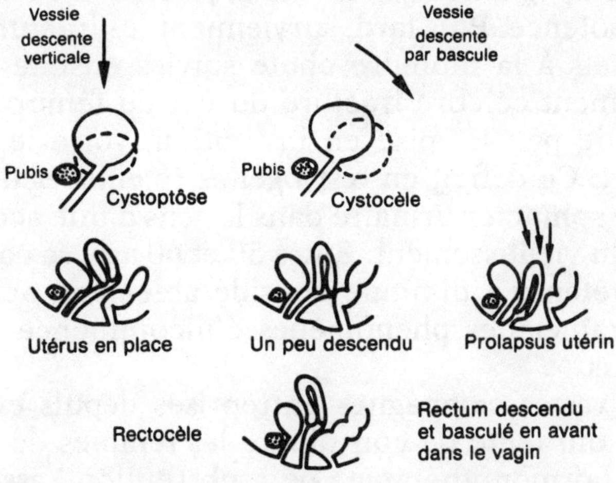

LES VARIÉTÉS DE PROLAPSUS

Tous ces inconvénients sont parfois associés.

LA MÉNOPAUSE

Plus qu'un simple état d'âme, la ménopause marque un tournant décisif dans la vie d'une femme, tentée de la vivre comme l'une des étapes du vieillissement.

Beaucoup ressentent les manifestations désagréables du déficit en œstrogènes sous forme de bouffées de chaleur et de dessèchement des muqueuses, à l'origine des douleurs lors des rapports sexuels. Très vite, les os se déminéralisent, et les tassements vertébraux vous font perdre quelques centimètres de hauteur. Ces modifications osseuses s'accompagnent de douleurs et peuvent être sources d'impotence. Plus tard, surviennent les fractures des poignets à la moindre chute suivies ensuite par la tristement célèbre fracture du col du fémur précédant de peu la mise en institution, voire le grand départ. Ce déficit en œstrogènes retentit également sur le sphincter urinaire dans le sens d'une accélération du vieillissement. Entre 50 et 60 ans, sa capacité de « retenue » diminue considérablement, au point d'entraîner des phénomènes d'incontinence jamais connus.

De vastes campagnes entreprises depuis environ 2 ans ont tenté de convaincre les femmes de suivre une hormonothérapie de substitution associant œstrogènes et progestérone. Mais de telles tentatives se heurtent encore à de nombreux freins : peur du cancer ou envie d'être définitivement débarrassées des règles. Chaque femme devrait pouvoir bénéficier d'une écoute patiente de son médecin traitant et de plus amples informations sur l'intérêt qui découle du dépistage systématique (frottis, palpation des seins et mammographie), qui entoure la poursuite d'un traitement hormonal à la ménopause. Plutôt que d'adopter une attitude passive qui se contenterait de craindre le cancer et de ne rien faire, il semble plus rassurant d'agir tout en dépistant.

De plus, si la persistance des règles demeure un obstacle, certains traitements ne font pas saigner. Sachez de toute façon que ces pertes de sang sont infiniment plus faibles que les vraies règles et qu'elles finissent par se tarir.

Cette hormonothérapie de substitution – c'est le terme consacré – nécessite parfois quelques ajustements. En trouvant les bons produits, administrés à la bonne dose, c'est-à-dire celle qui vous convient pour que vous vous sentiez tout à fait bien, votre médecin vous épargnera les ballonnements du ventre, les gonflements et les douleurs des seins, la prise de poids et les fameuses « bouffées de chaleur » – voire les fausses cystites et les fausses vaginites dont se plaignent certaines femmes non traitées.

Mais tout cela « n'est pas naturel », pensez-vous ?

Sincèrement, croyez-vous que la vie actuelle le soit !

Si l'espérance de vie s'allonge au point d'atteindre 81 ans pour la femme en 1990, c'est aussi grâce aux progrès de la médecine (antibiotiques, éradication des grandes épidémies, transfusions sanguines...). Songez que les animaux n'ont guère le temps de connaître la postménopause : ils meurent avant.

Aussi, la meilleure façon d'aborder avec sérénité le 4e âge consiste à tirer parti des progrès effectués dans ce domaine. A votre disposition, vous trouverez des œstrogènes locaux sous forme de pommade ou d'ovules qui ne présentent pas les mêmes inconvénients que les œstrogènes oraux et sauront maintenir les muqueuses en meilleur état, ce qui permet la poursuite d'une vie sexuelle harmonieuse. On peut en attendre d'autres effets bénéfiques (suppression des bouffées de chaleur, humeur inchangée, peau d'aspect plus jeune, etc.) Même si vous avez 80 ans, sachez qu'il n'est pas trop tard pour commencer cette hormonothérapie ; vous en retirerez, quel que soit votre âge, les incontestables bienfaits.

LES MÉDICAMENTS QUI SOIGNENT UNE CHOSE... ET EN DÉTRAQUENT UNE AUTRE

Les anciens utilisaient le terme « remède ». Il en est resté l'idée que le remède guérit alors que le médicament se contente de « soigner »... mais l'inverse peut se rencontrer.

Que demande-t-on de nos jours à un médicament ? Sinon de guérir, du moins de soulager une maladie ou un symptôme. Le bon sens se plaît à ajouter que l'effet bénéfique devrait être supérieur à d'éventuels effets « indésirables », ceux que nous appelons en médecine les effets secondaires.

Globalement, retenons quatre familles de médicaments délicats à manipuler chez les personnes « fragiles » :

- les diurétiques ;
- les tranquillisants ;
- les antidépresseurs ;
- les antibiotiques.

Les diurétiques.

Destinés à stimuler la fonction de filtration du rein, ils trouvent dans l'hypertension artérielle (HTA) une indication de choix puisqu'ils permettent une diminution de la pression liée à une diminution du volume de liquides dans l'organisme en raison d'une élimination accrue (revoir chapitre 2). On constate souvent, lors de la mise en route du traitement, une perte de poids de 2 à 3 kg liée à l'élimination du sodium dès le début. Au bout de trois jours, l'organisme réagit pour retrouver son équilibre, et le poids se stabilise. La tension redevient normale. Le seul effet secondaire réside dans une production d'urine augmentée (polyurie), et par conséquent dans la nécessité de boire davantage et par là même d'uriner plus. Cet effet secondaire, sans conséquences fâcheuses chez celles qui sont dotées d'une vessie souple, de grande capacité, et d'un sphincter résistant, deviendra un véritable cauchemar pour d'autres femmes tiraillées entre les sensations de vessie pleine, d'impériosités, de fuite potentielle ou imminente. Cetaines femmes verront effectivement apparaître des fuites alors qu'elles n'en avaient jamais souffert auparavant ; d'autres, qui se plaignaient déjà de fuites occasionnelles, deviendront incontinentes. Celles-ci doivent bénéficier d'une révision totale de leur traitement. Il faut qu'elles puissent en discuter avec le cardiologue ou le généraliste qui le leur a prescrit, de sorte qu'en fonction de cette fragilité, il reconsidère le traitement et le modifie. Les thérapeutiques de l'hypertension ne manquent pas, on dénombre actuellement une bonne centaine de médicaments appartenant à cinq grandes classes (bêta-bloquants, diurétiques, inhibiteurs calciques, inhibiteurs de l'enzyme de conversion, vasodilatateurs).

On ne saurait trop mettre en garde les femmes qui consomment encore des diurétiques pour perdre du poids. Elles font fausse route, car, utilisés dans cette optique, ils sont non seulement inefficaces mais dangereux :

- *inefficace* car dès le 3e jour, le poids se stabilise, l'organisme retrouve son équilibre, et les 2 kg perdus au début sont repris dès l'arrêt ;
- *dangereux*, en raison de la fuite de sels minéraux et autres substances indispensables à l'organisme. Cette « déperdition » entraîne une hypotension qui se traduit par des malaises, des sensations de tête vide, de grande fatigue, de crampes musculaires et parfois même de syncope avec chute.

Les tranquillisants.

Ce terme désigne en fait plusieurs types de médicaments.

Comme leur nom l'indique, leur rôle est de tranquilliser, ce qui peut signifier :

- calmer un état d'excitation, d'agitation ou de nervosité ;
- calmer aussi un état anxieux ou une angoisse (on les appelle anxiolytiques) ;

– enfin, « calmer » l'esprit le soir au coucher pour faciliter l'endormissement (les gens parlent de somnifères).

Les Français et les Françaises en consomment beaucoup. Ils font partie de ces béquilles qui aident à surmonter le mal de vivre. Les tranquillisants cumulent souvent deux propriétés : anxiolytique et myorelaxante. C'est-à-dire que s'ils soulagent votre angoisse, ils décontractent en même temps vos muscles. Cela peut être utile dans certains cas. Mais relaxer les muscles s'applique aussi au sphincter urinaire. Ce muscle circulaire assure la fermeture du canal urinaire à condition d'être fermement contracté en permanence. Normalement, il ne se relâche que pendant la miction. Si un médicament le « relaxe » artificiellement, c'est la fuite.

Aussi, si vous faites partie des femmes dotées d'un sphincter déjà trop « relax », faites attention, les fuites vous guettent ! Signalez cette fragilité à votre médecin pour qu'il vous trouve le comprimé idéal qui vous calmera l'esprit ou vous endormira sans pour autant vous inonder. Certaines *benzodiazépines* sont moins *myorelaxantes* que d'autres.

A moins que l'expérience d'un réveil « mouillé » ou de fuites dans la journée ne vous incite à préférer des traitements plus doux comme la relaxation. Méfiez-vous des assiettes de soupe et de la tisane du soir à base d'aubépine et de tilleul, ces deux plantes réputées pour leur action calmante et hypnotique. Elles peuvent fort bien jouer de mauvais tours à leurs « inconditionnelles » qui risquent de se retrouver mouillées en pleine nuit sans l'avoir vraiment cherché...

Deux assiettes de soupe + deux verres d'eau pendant le repas + deux tisanes... c'est peut-être trop de liquide à la fois.

Les antidépresseurs.

La plupart de ces produits appartiennent à la famille des *tricycliques*. Leur emploi s'accompagne souvent d'un effet indésirable : la sécheresse de la bouche. Certaines y sont plus sensibles que d'autres. Cela peut se confondre avec la soif, même si les deux sensations diffèrent quelque peu. Boire apaise certes cette impression pendant quelques instants. Mais la sécheresse de la bouche revient ensuite, et il faut de nouveau boire pour redonner un peu d'humidité au palais. C'est ainsi que l'on se retrouve plongée en plein cercle vicieux...

A cela plusieurs solutions possibles :

– utiliser un brumisateur d'eau minérale pour humidifier les muqueuses ;

– changer de médicament ; certains antidépresseurs ne possèdent pas cet inconvénient ;

– prendre un « correcteur », c'est-à-dire un médicament supplémentaire qui redonnera de la salive, par exemple, la *teinture de Jaborandi*, la *Génésérine*, le *Sulfarlem*.

D'autres médicaments n'appartenant pas à la famille des antidépresseurs peuvent présenter ce type d'inconvénient, ainsi le *Ditropan* souvent prescrit en cas de problèmes urinaires. Il importe alors d'adapter les doses et la répartition des prises aux habitudes de boisson et de miction, de tenir compte de l'horaire des ennuis, et de s'assurer de la bonne tolérance des médicaments.

Les antibiotiques.

Prescrits largement en cas d'angines, de bronchites, de sinusites et pour tous problèmes de « nez-gorge-oreilles » et appareil respiratoire, ils présentent l'inconvénient de provoquer des mycoses intestinale et vaginale chez les femmes prédisposées.

Quel en est le mécanisme ?

C'est simple, l'antibiotique tue les germes responsables de la maladie, mais il détruit également la flore microbienne intestinale, c'est-à-dire les bons microbes. Le « vide » laissé favorise le développement sans limite de champignons, les fameux *candidas albicans* à l'origine des mycoses. Diarrhée sur le plan digestif et, au niveau vulvo-vaginal, brûlures, rougeurs, démangeaisons souvent très intenses. Les *candidas* existent en temps normal dans le vagin et l'intestin mais en très petite quantité.

La prolifération de *candidas* ou *candidose* modifie le milieu vaginal et peut favoriser le développement d'autres germes qui ne font pas partie de la flore habituelle.

La prise d'antibiotiques a guéri l'angine, le rhume, la bronchite, mais a entraîné une cascade d'ennuis susceptibles de durer des mois : vulvo-vaginite et cystite, tous ces germes passant avec une facilité déconcertante d'un côté à l'autre.

Si vous avez déjà vécu une histoire de ce genre, prévenez votre médecin traitant lors de votre prochaine bronchite. Il choisira un antibiotique qui n'a pas cet inconvénient si cela est possible. Sinon, il vous donnera d'emblée en plus un traitement antimycosique.

« ON A L'AGE DE SES ARTÈRES, MAIS ON EST SOUVENT PLUS JEUNE QUE SON SPHINCTER... »

Le vieillissement est un phénomène inéluctable, chacun le vit à sa façon dans son corps et dans sa tête, à telle enseigne que certains jeunes sont déjà vieux et certains vieux nous surprennent par leur jeunesse de caractère.

La femme, quant à elle, prête de plus en plus d'attention à son corps pour rester jeune le plus longtemps possible. Les temps ont bien changé ! Le coiffeur vole au secours des cheveux blancs, l'esthéticienne élimine les duvets disgracieux et rajeunit la peau, la chirurgie esthétique efface les rides et gomme les doubles mentons ; le professeur de gymnastique maintient le tonus des muscles et la forme, les journaux féminins rivalisent de « programmes minceur », le dentiste à force d'implants vous reconstitue une denture irréprochable. Quant à la gymnastique du 3e âge, elle est de plus en plus énergique, et bien des jeunes la trouveraient exténuante.

C'est souvent pendant le cours de gymnastique, au 20e saut à la corde, ou au retour du voyage avec le club, les valises bourrées à craquer sans le moindre porteur à l'horizon que survient la défaillance, vessie pleine, fatigue, effort inhabituel, et *c'est la fuite* !

D'ailleurs, déjà pendant ce voyage au Maroc sous une chaleur accablante, dans l'autocar, une soif permanente vous obligeait à vous rafraîchir – vous n'étiez pas la seule – et les besoins pressants s'étaient multipliés, contraignant le chauffeur du car à arrêter son véhicule plus d'une fois...

Quelques constatations...

Les mamies ne restent plus au coin du feu à tricoter des heures durant dans leur fauteuil. Ce sont les mamans des mamies qui se reposent calmement devant la télévision et encore, pas toutes ! et pas à longueur de journée, car le 4e âge aussi fait ses voyages organisés et prend des cours de gymnastique.

La retraite améliore la vie de celles qui avaient des emplois physiquement fatigants, des trajets pénibles et longs ; mais que penser de certaines vies de loisirs tout aussi éreintantes (entre le tennis, le golf, la discothèque et les cocktails arrosés) ?

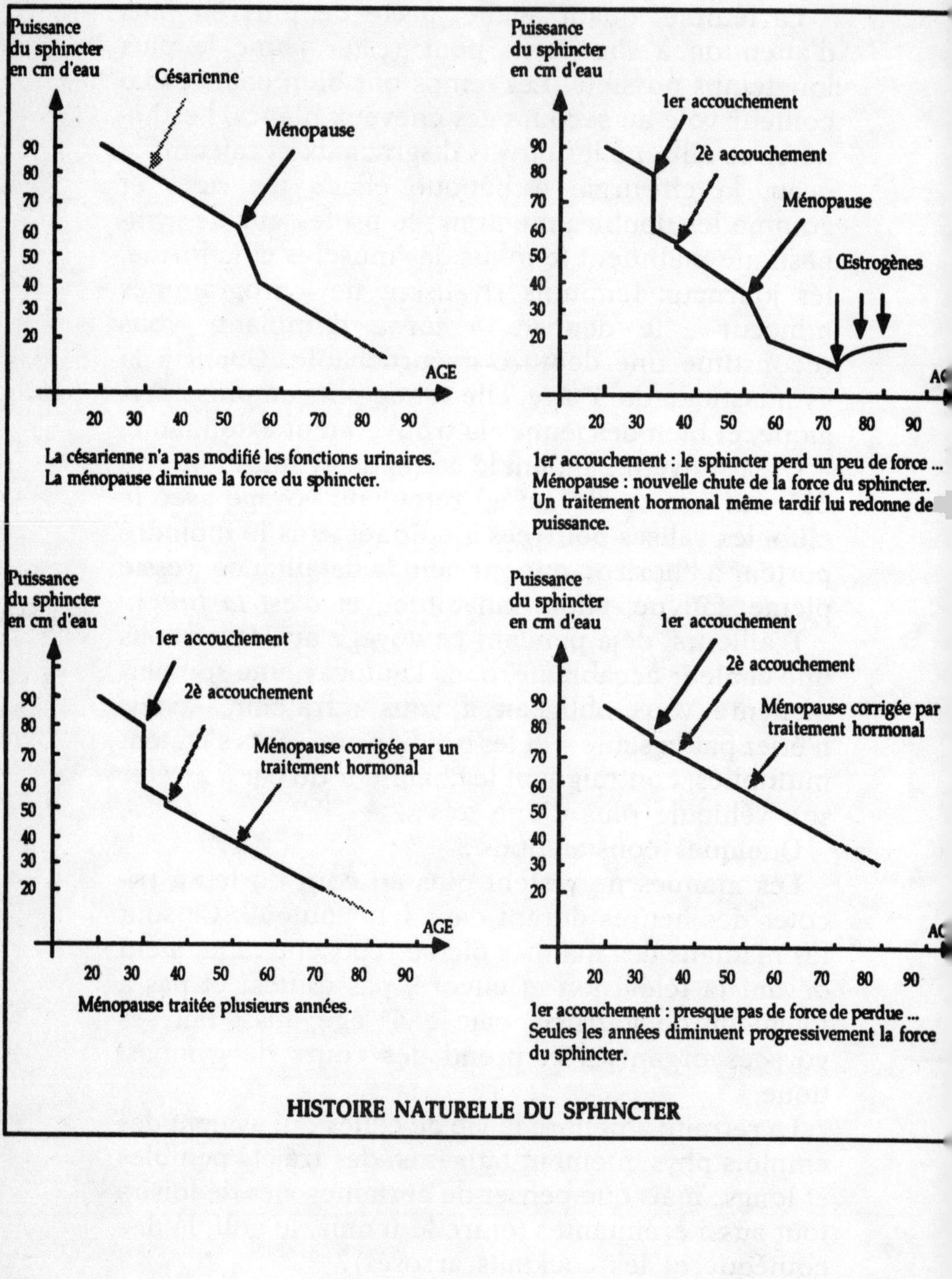

HISTOIRE NATURELLE DU SPHINCTER

Que se passe-t-il sur le plan anatomique?

Le sphincter urinaire vieillit en principe année après année régulièrement, mais avec pour certaines des dégringolades en piqué. D'abord lors d'un accouchement – cela ne se voit pas forcément sur le moment, que vous ayez 20 ou 40 ans, mais affaiblit tout de même la puissance que vous aviez en réserve. A ce propos, ne pas avoir d'enfant ou les avoir eu par césarienne peut constituer un avantage. Survient ensuite la ménopause; faute d'une correction hormonale, elle fait encore descendre une grande marche. De même, les interventions chirurgicales sur le petit bassin comportant un passage du bistouri à proximité de la vessie ou de l'urètre contribuent elles aussi à accélérer le processus de vieillissement physiologique.

Après toutes ces blessures de la vie, celles qui possédaient beaucoup au départ peuvent avoir encore suffisamment, à condition de n'être pas trop remuantes, celles qui avaient peu de puissance sphinctérienne au départ n'en ont plus assez.

Quelles solutions?

Elles tournent autour de la rééducation périnéale, des médicaments (œstrogènes généraux ou locaux, alpha-stimulants), de l'adaptation.

Rassurez-vous, ce phénomène n'est pas totalement inéluctable, puisque la rééducation périnéale peut améliorer considérablement les possibilités de retenue en apprenant à utiliser les muscles du périnée pour venir au secours du sphincter défaillant.

Certains médicaments peuvent aussi transformer la vie, les œstrogènes prescrits lors de la mise en route d'une hormonothérapie de substitution après la ménopause sous forme locale.

Il n'existe pas de limite d'âge pour profiter pleinement de ces divers bénéfices. Les résultats ne sont pas moins bons à 85 ans qu'à 65 ans... D'autres médicaments appartenant à la classe des alpha-stimulants agissent sur les fibres qui innervent le sphincter et ont la propriété de le fortifier, ce qui assure un bon verrouillage de celui-ci.

Enfin, le rééducateur ou le médecin spécialisé dans ces problèmes uro-gynécologiques réfléchira avec vous sur votre façon de vivre (prise de liquides, horaires des urines, types d'activités physiques...). Cela fait partie des thérapies comportementales qui peuvent aussi vous améliorer la vie.

LES ALÉAS DE LA CHIRURGIE

Vous aviez un prolapsus (c'est-à-dire une descente d'organes, de la vessie ou de l'utérus), mais aucun ennui urinaire. Pas de fuites, juste peut-être des envies fréquentes (la vessie basculée, abaissée devient plus excitable et se laisse moins remplir). Cela vous gênait, vous donnait probablement des sensations de pesanteur dans le bas-ventre et puis au niveau de la vulve, une sensation que les choses n'étaient pas à leur place, tout comme une boule que l'on perçoit parfois ou souvent au moment de la toilette par exemple, susceptible de vous effrayer en vous faisant craindre une tumeur.

Vous décidez de vous faire opérer et... mauvaise surprise, dans les jours ou les semaines qui suivent, vous constatez des fuites et/ou une difficulté à vous retenir.

La plupart du temps, ces phénomènes désagréables ne durent que quelques jours. Il peut arriver cependant qu'ils persistent. Il faut alors tenter d'analyser ce qui se passe.

Le bistouri du chirurgien « dissèque » la vessie,

c'est-à-dire gratte le long de sa paroi, afin de la séparer des structures alentour pour ensuite pouvoir la remonter et la fixer. En cas de prolapsus, on effectue les mêmes gestes. Ces manœuvres sont irritantes, et la vessie en garde souvent un souvenir qui va se traduire par une excitabilité plus grande. Cela se manifeste par des envies impérieuses et fréquentes.

Cette instabilité de la vessie est souvent transitoire. Avec le temps, elle diminue puis disparaît (en quelques semaines, quelques mois, un an au maximum), sauf sur certaines personnalités « fragiles » (ou chez les « non-averties ») qui vivent très mal ces désordres urinaires et adoptent alors des comportement qui les amplifient.

Le bistouri peut aussi léser quelques fibres du sphincter. C'est pour cela que les chirurgiens prudents demandent des explorations uro-dynamiques avant de pratiquer ce type d'intervention. Ils préfèrent opérer celles qui ont un bon sphincter, le résultat est plus sûr. Cet examen est important pour évaluer la puissance du sphincter, c'est-à-dire la force de retenue.

En ce domaine, l'examen clinique et l'interrogatoire de la patiente ne peuvent rien apporter. En effet, il arrive que le prolapsus comprime le canal urinaire et renforce ainsi artificiellement le sphincter. En supprimant le prolapsus (vessie ou col utérin), on peut découvrir un sphincter insuffisant. Il serait très fâcheux en opérant pour corriger la descente des organes de créer des problèmes urinaires qui n'existaient pas auparavant. Ainsi, en cas de prolapsus modéré avec un sphincter faible, il paraît plus raisonnable de conserver le prolapsus que d'intervenir chirurgicalement.

D'une façon générale, après une intervention chirurgicale de ce type, le sphincter urinaire perd un peu de sa puissance (ce qui donne une certaine difficulté à se retenir). Le plus souvent, ce phénomène s'estompe au fil des semaines. Environ 7 % des femmes garderont une gêne qui pourra alors être corrigée par une rééducation périnéale, des séances de stimulation électrique du sphincter et peut-être des médicaments. De nouvelles habitudes devront de ce fait être prises sur le plan des fréquences mictionnelles (y aller plus souvent...).

PETIT GUIDE DE LA CANDIDATE À LA CHIRURGIE...

1. SE PRÉPARER.

– Consulter au moins deux chirurgiens afin de prendre deux avis. Ne vous laissez pas entraîner dans une précipitation du style : « Je vous opère demain. » Il n'y a pas d'urgence. Vous aviez ce prolapsus (ou cette incontinence) depuis un moment... vous pouvez le garder quelques semaines encore ou quelques mois... voire quelques années !

– Consulter des chirurgiens urologues ou gynécologues, peu importe, mais des spécialistes de ces problèmes.

– Un examen uro-dynamique doit être effectué afin de connaître la puissance du sphincter.

– Les muscles du périnée doivent être préparés à éventuellement remplacer un sphincter affaibli jusqu'à récupération. Ils pourront également calmer l'instabilité de la vessie par leur contraction soutenue mais tranquille.

– Le rééducateur peut avoir besoin de plusieurs semaines pour vous apprendre à contracter ce périnée. En effet, bien des femmes ne savent pas contracter volontairement cette musculature, qui n'est pas utile quand tout fonctionne bien. D'autres ont un « schéma corporel » perturbé, c'est-à-dire qu'elles poussent en croyant retenir, elles poussent aussi sur leur périnée à chaque effort. Ces dernières ont d'ailleurs probablement aggravé peu à peu, au fil des années, un prolapsus très minime au début (juste après un accouchement, par exemple). Dans certains cas, il faut en plus muscler ce plancher abdominal qui, faute d'être fréquemment sollicité, peut manquer de forces. Enfin, souvent, il faut apprendre le réflexe de verrouillage du périnée à l'effort. Tout cet entraînement peut d'ailleurs dans certains cas parvenir à changer le cours des choses et faire renoncer à l'intervention chirurgicale si l'amélioration est très satisfaisante. Celles qui auront appris à bien utiliser leur périnée avant l'opération obtiendront de meilleurs résultats plus rapidement. Si de petits « pépins » surviennent, tout est prêt pour y remédier. C'est avant l'opération qu'il faut s'habituer à se relever du lit en se couchant d'abord sur le côté (les lombalgiques le savent déjà...). Cela évitera les douleurs dans le dos, dans le ventre, la distension de la paroi abdominale... ainsi que les fuites aux changements de positions.

– Il est utile aussi de prévoir pour « après » l'organisation de l'approvisionnement de la maison. Pas question de porter des fardeaux de 10 kg, 15 kg, voire plus. Pesez vos paniers en revenant du marché ou de la « supérette » du quartier... Un pack de lait = 6 kg, sucre, farine, quelques conserves = 4 kg, huile, oranges, pommes = 5 kg... Prenez des décisions. Vous avez de la chance, car depuis quelques années, les livraisons reviennent à la mode partout. Des formules de commande par Minitel et livraison à domicile très performantes (délais et prix) ont incité les commerçants plus traditionnels à proposer les mêmes services.

2. PENDANT LES JOURS QUI SUIVENT L'INTERVENTION.

– Une sonde urinaire reste en place plusieurs jours afin que le système se remette en route progressivement. Cela présente quelques inconvénients : irritation et risque de cystite (infection urinaire). Il est nécessaire de boire beaucoup pendant tout ce temps et de continuer un ou deux jours après le retrait de la sonde. Dès que l'irritation du canal urinaire a disparu et que les urines passent sans brûlures, vous pouvez reprendre un rythme de boissons normal, sans vous forcer. Surveillez-vous pendant environ un mois. Si des brûlures apparaissent, refaites immédiatement une cure d'eau (minérale ou non). Cela peut suffire à éloigner le danger. Consultez rapidement votre médecin si la cystite s'est installée malgré tout. Il ne faut pas attendre des jours et des jours avant de se soigner, sinon la vessie et l'urètre, très enflammés par l'infection, finissent par s'abîmer, le traitement en sera d'autant plus long.

– Ne vous retenez pas des heures entières sous prétexte de fortifier votre sphincter. Allez aux toilettes dès que vous en avez envie, afin que la vessie garde son calme.

3. COMMENT REMÉDIER À QUELQUES IMPERFECTIONS, TRANSITOIRES LE PLUS SOUVENT.

– *Évitez le thé et le café* si vous sentez votre vessie excitable (envies fréquentes, la vessie n'étant pas remplie).

– Si vous avez des *fuites lors des changements de position* : verrouillez le périnée (comme vous l'avez appris avant l'intervention), tournez-vous sur le côté et seulement après relevez-vous, périnée toujours contracté.

– Si vous constatez des *gouttes retardataires* après

la fin de la miction, pendant que vous êtes en train de vous rhabiller, désagréables car le slip, les bas et le siège des W.-C. sont arrosés... notez ce phénomène et prévoyez-le. Marquez un temps d'arrêt après vous être relevée, positionnez-vous de façon à ne rien mouiller et attendez que la suite arrive. Cet inconvénient a toutes les chances de disparaître peu à peu. S'il persiste, continuez à faire preuve de prudence.

– Si vous ressentez des *brûlures* en urinant et des envies fréquentes, c'est une infection urinaire qui débute. Essayez de l'enrayer vite en buvant beaucoup d'eau et en éliminant souvent. Au bout de quelques heures, au plus tard le lendemain, les signes auront peut-être disparu. Vous buvez de nouveau normalement à votre soif jusqu'à la prochaine alerte. Mais si ce procédé ne marche pas, allez vite chez votre médecin afin de soigner cette cystite avec des antibiotiques. Il ne faut pas craindre ces médicaments, ils tuent les germes et font disparaître tous les signes. Ils ne fatiguent pas. Ce qui fatigue, c'est l'infection elle-même. Une cystite vite soignée sera guérie plus vite et aura moins de chance de récidiver. Celles qui ont tendance à faire des cystites à répétition pendant les mois qui suivent l'intervention auront intérêt à disposer toujours chez elles d'un traitement d'avance, voire de quelques gélules ou comprimés dans leur sac au cas où les signes débuteraient alors qu'elles ne sont pas chez elles.

– *Si vous avez du mal à vous retenir* quand l'envie se manifeste, mettez en application les « trucs » de la rééducation : verrouillez calmement votre périnée et dirigez-vous vers les toilettes tout en maintenant le périnée contracté. Ne vous retenez pas, allez aux toilettes plus souvent. Ne buvez pas plus que votre soif, et répartissez vos boissons de façon à « éliminer » à des moments propices. Ne sortez pas juste après avoir avalé trois grands verres d'eau, il faudra les restituer dès qu'ils auront fait le circuit de la digestion (circuit accéléré lorsque c'est de l'eau pure). Hors de chez vous, vous risquez d'avoir des difficultés à trouver des toilettes. Le bus, le métro, les magasins sont sources de mille inconvénients en ce domaine. Intensifiez vos exercices de rééducation en les pratiquant plus souvent et en les utilisant dans les moments critiques. S'il faut une aide supplémentaire, la stimulation électrique du sphincter (traitement indolore) et certains médicaments pourront vous aider.

– *Si vous avez du mal à uriner*, un jet poussif, des médicaments peuvent relaxer le canal urinaire.

– *Si un résidu stagne* dans la vessie après avoir uriné (cela est à craindre en cas d'infections urinaires à répétition, et se voit sur les radios), allez aux toilettes fréquemment et buvez un peu plus que votre soif pour diluer les urines et diminuer ce risque infectieux. Essayez de terminer votre miction dans une autre position que celle que vous avez prise pour commencer; par exemple, cambrez les reins ou au contraire arrondissez le dos, ou levez-vous légèrement du siège et basculez le bassin. Vous pouvez également appuyer sur le bas du ventre avec une main, ou percuter au-dessus du pubis pour mieux vidanger la vessie.

4. CHIRURGIE DU PROLAPSUS, DE L'INCONTINENCE... OU LES DEUX... MÊME COMBAT!

Tout ce chapitre s'applique aussi bien aux interventions pour prolapsus (cystocèle, hystéroptôse, cervico-cystoptôse, hystéroptôse... en termes plus simples, descente de la vessie et/ou de l'utérus), qu'aux interventions pour incontinence.

Certaines présentent les deux anomalies à la fois.

Celles qui se font opérer pour une incontinence à

l'effort et qui constatent des fuites en postopératoire font souvent trop rapidement un constat d'échec en résumant ainsi la situation : « Avant, j'avais des fuites lors des efforts en toussant, en sautant, en courant, c'était prévisible et proportionnel à l'effort. Maintenant, je n'ai plus de fuites dans ces circonstances, mais en revanche, j'ai des fuites n'importe quand. » Cette situation est bien sûr déroutante, consultez les autres paragraphes de ce chapitre pour remédier rapidement à ce problème.

5. PLUS TARD... COMMENT ÉVITER LA RÉCIDIVE... LE LÂCHAGE.

– Ne pas porter de charges supérieures à 6 kg pendant au moins un an, et ultérieurement, évitez de dépasser 10-12 kg.

– Ne pas tenter de ramasser quelqu'un qui est tombé par terre. Si un de vos proches fait un malaise et se retrouve à terre, dites-vous qu'il se relèvera seul après quelques instants et que, s'il en est incapable, une équipe de secours spécialisée viendra sur votre appel et agira utilement. En attendant, le malade ou le blessé peut rester couché, recouvert d'une simple couverture pour le réchauffer. Ce conseil est valable de façon définitive, on a vu souvent un prolapsus récidiver 20 ans après une intervention parfaitement réussie lors d'un tel incident. C'est dommage!

– Ne pas faire d'abdominaux. Ils entraînent une hyperpression dans le ventre et sur le périnée. (voir chapitre 5 et 7).

6. ET SI, APRÈS PLUSIEURS MOIS DE TRAITEMENT, VOUS VOUS TROUVEZ EN SITUATION D'ÉCHEC...

– Utilisez les palliatifs (protections ou poches de recueil), et analysez avec un chirurgien, puis un autre (prendre toujours au moins deux avis), les possibilités de réintervention. Ni le chirurgien, ni l'opéré ne sont ravis de cette éventualité, mais elle existe. Trois cas sont bien connus et peuvent bénéficier d'une reprise :

1. La récidive rapide après quelques semaines ou quelques mois d'un prolapsus ou d'une incontinence identique à celle d'avant. Il s'agit d'une question de qualité de tissus. En deuxième main, le chirurgien utilisera plutôt des « prothèses », c'est-à-dire des rubans en matière synthétique qui seront plus solides que les lambeaux prélevés sur la patiente elle-même lors de la première intervention.
2. L'insuffisance de correction. Elle se traduit par la persistance d'un prolapsus ou d'une incontinence d'effort.
3. L'hypercorrection : la vessie, l'utérus sont trop « remontés ». La miction peut alors être difficile, entravée. L'ensemble de la musculature périnéale se trouve « tirée » vers le haut. Cette impression s'atténue au fil des mois la plupart du temps. Dans le cas contraire, une intervention pourra être pratiquée dans l'année qui suit afin de ne pas abîmer la vessie et l'urètre.

7. POUR NE PAS COMPROMETTRE LES RÉSULTATS DE L'INTERVENTION.

– *Ne buvez pas trop* (sauf en cas de cystite). La vessie se retrouve en permanence pleine, cela augmente son excitabilité, et le sphincter peut se trouver dépassé.

– *Ne vous retenez pas trop longtemps...* « pour fortifier le sphincter ». C'est la même chose. La vessie est pleine longtemps, sa paroi réagit en se contractant, cela donne des sensations de spasmes au-dessus du pubis et dans le pire des cas le sphincter, même solide, peut lâcher à la suite d'une violente contraction vésicale qui chasse d'un coup le contenu vers l'extérieur : c'est la fuite « à l'emporte-pièce ».

– *N'abusez pas du stop-pipi.* Faire pipi « en pointillé » en arrêtant 3, 4 fois ou plus le jet au cours de la miction peut exciter la vessie, provoquer ou aggraver des contractions, ce qui se traduit par des crampes suspubiennes, des envies impérieuses et parfois des fuites.

– *Prenez garde aux exercices de contractions du périnée mal adaptées*, trop énergiques, trop rapides, avec de puissantes contractions abdominales associées... Cela peut également aggraver ou déclencher l'instabilité vésicale postopératoire.

– *Ne vous levez pas brusquement* du lit le matin... pour paraître sportive et dynamique. La vessie est pleine après toute une nuit de retenue, et le changement brutal de position avec mise à la verticale du canal urinaire favorise la fuite.

Les inconvénients liés à ces erreurs sont tous réversibles dès le changement de comportement.

« VINGT ANS APRÈS, ON PAIE LES POTS CASSÉS », *OU L'INSTABILITÉ VÉSICALE AUTO-ENTRETENUE PAR CERTAINES CONDUITES*

En tous domaines, c'est la même chose, et, comme disait La Fontaine, « Tant va à la cruche à la l'eau... »

S'alcooliser au fil des jours ne donne rien d'autre que quelques réveils pâteux pendant longtemps, les ennuis surviennent des années plus tard, ils sont alors irréversibles.

Fumer provoque quelques bronchites chroniques plus traînantes et plus violentes, quelques enrouements. Ce n'est qu'après des années d'intoxication tabagique que les poumons s'épuisent, c'est l'insuffisance respiratoire, à moins qu'entre-temps le cancer...

Mais revenons à nos histoires d'eau.

Sur la case de départ déjà, des vessies de tailles différentes, et certaines plus nerveuses que d'autres, des sphincters d'emblée inégaux.

Aux environs de 2 ans, une éducation à la propreté qui s'inscrit dans l'histoire personnelle pour l'éternité. D'une façon plus générale, des principes éducatifs variables sur les chapitres « boissons-pipi », avec les inoubliables recommandations avant de quitter la maison : « As-tu pensé à... ? » Des maîtresses d'école plus ou moins tolérantes pour les permissions de sortir, même si la récréation n'est terminée que depuis un quart d'heure. Des petits camarades de classe plus ou moins délurés qui en abusaient, épuisant ainsi les réserves de patience de la même maîtresse d'école incapable de s'y retrouver entre ces affreux galopins chahuteurs et les authentiques naufragés en péril...

Ajoutez à cela un ou deux accouchements risquant de diminuer un peu ou beaucoup le capital de retenue.

Quant à l'obsession de la « maxi » quotidienne – la maxi-bouteille d'eau minérale, bien sûr –, elle vient plus tard, et chez les filles surtout. Les anorexiques ne sont pas les seules à se sentir grosses un jour ou l'autre.

Tant que les excès demeurent épisodiques, que la vessie affiche le calme plat et que le sphincter reste le plus fort, tout va bien – la fin justifie les moyens –, et le but est atteint sans dommage : ne pas grossir ou maigrir, ou garder la peau fraîche, jeune et hydratée (les femmes cultivées d'aujourd'hui savent que la peau ne s'hydrate pas seulement de l'extérieur à l'aide de crème, mais aussi de l'intérieur).

Certaines sentiront le sauve-qui-peut dès le premier jour dans une course folle vers les toilettes tous azimuts : bureau, café du coin, gare... et se retrouveront au « bord de l'accident ».

D'autres refouleront courageusement et victorieusement leurs envies pendant de nombreuses années. Leur triomphe est loin d'être définitif. La vessie risque de s'épuiser au cours de cette lutte permanente et le sphincter de capituler.

Tout cela se déroule en deux temps. *L'instabilité est d'abord sensorielle*, la contraction de la vessie à vide engendre une fausse sensation d'envie d'uriner. Des spasmes et des douleurs envahissent le bas-ventre. Vous vous précipitez aux toilettes pour « uriner » peu ou pas du tout. A ce stade, pas encore de fuites. Il s'agit cependant du préambule à *l'instabilité motrice* (stade 2), au cours de laquelle les contractions vésicales ne sont même plus ressenties, à moins qu'elles ne soient enregistrées par l'organisme au titre de simples habitudes.

De toute façon, ces contractions échappent au contrôle du sujet tout autant que les fuites urinaires qui surviennent alors...

Quelle est la morale de cette histoire?

Ne pas prendre vessie et sphincter pour un enjeu de performances. Ne pas soumettre l'appareil urinaire aux lois de notre société.

« Faire pipi » ne signifie pas perdre son temps. Cela équivaut à d'autres actes aussi nobles que celui de manger, boire ou dormir. Les hommes ont su garder à ce propos une certaine convivialité. Il est vrai qu'il est plus facile et plus pratique de se livrer aux joies de la vidange vésicale entre hommes qu'entre femmes...

Dans les lieux plus artificiels que sont les bureaux ou autres constructions de ce siècle, les hommes savent écouter leurs sens, et quand la vessie annonce un certain degré de remplissage, ils laissent là leurs affaires en cours. Seules les femmes diffèrent la satisfaction de leurs besoins « parce qu'il y a toujours plus important à faire avant ».

Faisons nôtre cette maxime : « Une tête saine dans un corps sain. » Écoutons notre corps, donnons-lui la parole et apprenons à lui obéir. Dans un corps paisible et rassasié, l'intelligence et les émotions, tout ce que l'on nomme « énergies nobles », fructifieront mieux.

6

Et la cystite...
une vraie calamité

Véritable fléau, la cystite s'abat « préférentiellement » mais non exclusivement sur la population féminine, tous âges confondus.

L'anatomie de la femme la prédispose à une contamination urinaire. En effet, chez la femme, l'urètre, ce canal qui relie la vessie à l'orifice urinaire, ne mesure que 3 cm. Il en mesure 14 chez l'homme.

Le système urinaire féminin se trouve de ce fait exposé aux germes contenus dans le vagin et parfois aussi dans l'anus – proximité oblige... Les voies urinaires se retrouvent également vite colonisées par ces germes qui remontent alors aisément du vagin vers la vessie (les prélèvements cervico-vaginaux sont là pour en témoigner). Traduisant la présence quasi chronique de germes anormaux dans la flore vaginale tout autant que l'insuffisance de défenses susceptibles de s'opposer aux colonisations bactériennes, la cystite constitue une affection souvent *récidivante* dont les symptômes associent sensations de brûlures, picotements, démangeaisons plus ou moins intenses.

« *Ça vous gratouille ou ça vous chatouille ?* »

Sans vouloir plagier le célèbre Dr Knock de Jules Romains, pour bien traiter, il importe en l'occurrence de faire la part des choses, et le problème est complexe compte tenu de la diversité des formes et de leur ambiguïté parfois.

Prenons le cas de la CYSTITE AIGUË, qui traduit une infection consécutive à la multiplication de microbes, source d'inflammation de la vessie et du canal urinaire.

Les tissus deviennent le siège d'une irritation qui provoque une intense sensation de brûlure. La vessie irritée se met à réagir, elle se contracte. Le canal est œdématié, ce qui rend la miction pénible.

La cystite chronique

2 ou 3 cystites aiguës consécutives laissent évidemment des séquelles, les voies urinaires peuvent rester enflammées pendant plusieurs semaines, affaiblissant ainsi les défenses de la femme. Ces muqueuses irritées la prédisposent tout naturellement à une récidive.

Parfois même, les femmes ne connaissent aucun répit entre deux crises. De ce fait, vessie et urètre ne retrouvent jamais totalement le repos. Une chronicité difficile à vivre s'installe alors.

Traitement : des réponses nuancées...

La plupart des cystites guérissent après 5 jours de traitement antibiotique spécifique. On songe même aujourd'hui à raccourcir ce traitement standard à 3 jours.

Toutefois, certaines femmes ont la mauvaise surprise de recommencer une cystite 3 jours plus tard. Que s'est-il passé ?

– Le traitement n'a pas été poursuivi assez longtemps et il subsistait quelques germes. Ils se sont de nouveau multipliés et la cystite est revenue très vite.

– D'autres souffrent régulièrement de cystites,

elles reviennent tous les mois. Les épisodes sont bien séparés, et la guérison est obtenue dans l'intervalle des crises. Il importe alors de rechercher une cause favorisante et, en attendant de la déceler, de faire la guerre à toutes les causes possibles : boissons insuffisantes, contamination par les selles, calculs vésicaux, polypes ou kystes dans la vessie... et bien d'autres.

– Certaines femmes observent une amélioration de leur cystite au cours du traitement et une reprise dès son arrêt. Deux hypothèses alors : soit il existe une cause précise organique à cette cystite (il s'agit d'un calcul ou d'un kyste vésical), soit l'antibiotique choisi n'est pas celui qui convient. Le traitement antibiotique aura servi à éliminer les germes supplémentaires qui se sont surajoutés à la cystite de départ mais ne sera pas venu à bout de la cause réelle. Dans ce cas, se souvenir des chlamydia, des mycoplasmes, des vibrions, des leptotrix n'est pas superflu... Ces germes nécessitent une antibiothérapie spécifique et longue.

– Parfois, l'infection est enrayée, mais il subsiste encore des signes de brûlure ou d'irritation. C'est un constat que l'on fait lorsque la cystite n'a pas été traitée rapidement ; la paroi de la vessie reste alors enflammée longtemps. Le retour à une situation normale prendra du temps. Pendant plusieurs semaines, il faudra boire beaucoup, éliminer rapidement et absorber quelques anti-inflammatoires ou décongestionnants.

– Autre tableau, la FAUSSE CYSTITE de la femme âgée ménopausée depuis longtemps et qui ne prend pas de traitement substitutif à base d'œstrogènes. Les brûlures urinaires qu'elle mentionne sont généralement dues à une atrophie de la vulve et du vagin ; la muqueuse est sèche, saigne éventuellement au moindre contact, se fissure, s'irrite facilement. Les antibiotiques sont inefficaces. En revanche, quelques semaines d'œstrogènes administrés sous forme d'ovules vaginaux ou de crème font disparaître ces phénomènes ainsi que les brûlures urinaires. Il faut alors prévoir un traitement d'entretien.

A partir de 3 infections urinaires par an chez la même femme, on est tenté de parler de CYSTITE RÉCIDIVANTE et d'envisager, après un bilan urologique, une *prophylaxie* à long terme basée sur des modifications comportementales (boire beaucoup plus) et la prescription de désinfectants urinaires.

LES ANTIBIOTIQUES URINAIRES AU SECOURS DES CYSTITES... UNE MANIPULATION COMPLEXE

Les cystites posent un double défi puisqu'il s'agit à la fois d'enrayer l'infection urinaire et de résoudre l'inflammation qui en résulte.

Les antibiotiques à visée urinaire possèdent une grande sélectivité qui leur permet d'agir exclusivement sur les voies urinaires sans inonder pour autant tout l'organisme de leur principe actif. En effet, ils ne passent pas dans l'intestin mais se concentrent dans les voies excrétrices (reins, uretères, vessie) avant d'être éliminés.

L'antibiogramme souvent effectué avant tout traitement de ce type fournit au médecin prescripteur toute une liste d'antibiotiques actifs sur le germe responsable de l'infection. Fort de ces données obtenues auprès du laboratoire d'analyses, il prescrit parmi les antibiotiques étiquetés « sensibles » celui qui lui semble le plus approprié et le mieux toléré. Cela relève ensuite de la susceptibilité individuelle de chacun, tel médicament parfaitement bien supporté par une femme pouvant créer des troubles digestifs ou cutanés chez une autre.

La plupart du temps, vous serez amenée à procéder de la façon suivante :

1. Vous soumettre à un examen cyto-bactériologique des urines (ECBU) à effectuer le plus vite possible sur les premières urines du matin ou après 3 heures de retenue (si possible).

2. Vous devrez absorber dans la foulée, sans même attendre les résultats de cet examen, un antibiotique réputé actif sur les cystites. Au bout de 3 jours – c'est le temps nécessaire à la culture des germes –, vous devriez être en possession de vos résultats. Suivez toujours scrupuleusement les conseils de votre médecin, ne vous avisez pas de modifier les doses dans un sens ou dans l'autre. En effet, doubler la dose ne sert à rien, le surplus étant éliminé; la réduire est tout aussi inutile, voire dangereux, car en procédant ainsi vous détruisez un certain nombre de germes (les plus fragiles), tandis que les plus résistants continuent à se développer. Une sélection s'opère alors et l'infection se poursuit. Au cas où vous supporteriez mal un antibiotique donné, ne modifiez donc pas la dose et n'interrompez pas de vous-même votre traitement. Essayez de patienter 3 ou 5 jours si vos réactions sont légères (troubles digestifs, tiraillement et dessèchement de la peau).

Si vous êtes victime d'une intolérance trop importante, justifiant l'arrêt de votre traitement, voyez votre médecin, il le remplacera immédiatement par un autre dépourvu de ce type d'inconvénients.

Autre principe à respecter : le délai variable imposé par le traitement. La plupart des infections sont maintenant traitées en 3 ou 5 jours. D'autres bénéficient de traitements minute; une seule prise suffit. D'autres enfin méritent d'être poursuivis pendant 15 jours ou 3 semaines. Dans certains cas, votre conjoint doit aussi se soumettre au même traitement que vous.

Si l'antibiotique de départ n'est pas adapté, les signes de cystite persistent; les résultats de l'antibiogramme permettront d'en choisir un autre qui sera cette fois efficace.

Il arrive qu'on ait besoin de compléter cette prescription d'antibiotiques par celle d'un décongestionnant urinaire, voire d'un anti-inflammatoire lorsque l'état inflammatoire de la vessie le justifie.

Mieux vaut s'abstenir de toute prise d'alcool pendant la durée du traitement, l'alcool ayant tendance à accentuer les phénomènes inflammatoires et faisant souvent mauvais ménage avec les antibiotiques (problèmes de tolérance).

CYSTALGIES À URINES CLAIRES : UNE ÉNIGME À RÉSOUDRE

Vers les années 1970, on baptisa plus qu'on ne découvrit sous le nom « cystalgies à urines claires » cette affection que les femmes décrivent ainsi :

« J'ai mal en urinant, j'ai envie sans arrêt et pourtant tous mes examens d'urine sont normaux... »

ou encore :

« J'ai l'impression qu'on me prend pour une malade imaginaire... »

et aussi :

« Un médecin a voulu m'envoyer consulter un psychiatre... »

Qui sont ces femmes? De quelle maladie se plaignent-elles?

Ces femmes-là ont effectivement un profil psychologique particulier :

– « Elles sont tristes... et on les comprend », précise le Dr Gilles Zamaria (*Quotidien du médecin*, n° 4076, 9 mai 1988, dans l'article qu'il consacre à ce sujet : « Mythe ou réalité des cystalgies à urines claires chez les femmes »). « Elles ont des crises qui durent depuis des mois, voire des années, qui se traduisent par des sensations de

gêne, pesanteur abdominale, de déchirure urétrale à chaque miction. »
– Elles décrivent leurs symptômes de façon imagée : « J'ai le feu à l'intérieur. »

Comme par hasard, et c'est peut-être ce qui pendant des années a conduit les médecins à utiliser « abusivement » le terme de « *maladie psychogène* », ces femmes sont nerveuses, parfois même *spasmophiles* (elles ont des crises de tétanie) et ont tendance à concentrer leur nervosité sur leur appareil urinaire. Mais cela ne diminue en rien la réalité des symptômes qu'elles décrivent. « Elles savent qu'elles ne sont pas névrosées, et la précision des détails qui accompagnent la description de leurs symptômes est un désir de faire comprendre la réalité de leur malaise. »

Brûlures ou spasmes ?

Néanmoins, certaines femmes mentionnent plutôt des spasmes avec le bas-ventre qui se serre, le jet qui s'affaiblit, le canal urinaire qui se contracte. Ce spasme urétral peut être soulagé par des médicaments ayant la propriété de relaxer le canal urinaire. Une fois de plus, les spasmes surviennent chez des femmes jugées « nerveuses ».

Quelle est donc cette maladie qui ressemble à une cystite à s'y méprendre sans en être puisque à chaque examen d'urine le laboratoire répond : « Négatif – pas de germes » ?

Voici quelques années, les bactériologistes identifiaient les *mycoplasmes* et les *chlamydia* jusqu'alors inconnus. Plus récemment, ils ont découvert les *vibrions* et les *leptotrix*, plus petits que les bactéries habituelles (*streptocoques, staphylocoques, colibacilles*) mais plus gros que les bacilles... Ces nouveaux germes ont la particularité d'être sensibles à certains antibiotiques (comme les bactéries), mais ils vivent à l'intérieur des cellules (comme les virus). C'est dire leur ambiguïté! Demain, les bactériologistes en découvriront d'autres et seront alors en mesure de résoudre l'énigme des « *cystalgies à urines claires* ». Un espoir pour toutes celles qui en sont réduites à des « psychothérapies » pour tout traitement!

7

Quelques réponses

Si des modifications comportementales faisant appel au bon sens : restriction hydrique, mictions à heures fixes, aménagement de l'activité physique, suppression des diurétiques, suffisent parfois à enrayer une incontinence légère auto-entretenue à l'insu du sujet, dans d'autres cas, cela ne suffit pas. Il faut alors s'en remettre à des techniques spécifiques destinées à corriger les fuites, sources de handicap au quotidien.

Faut-il abandonner son sport favori, modifier ses comportements vis-à-vis des liquides?

Existerait-il des médicaments susceptibles d'enrayer cette incontinence?

Se rééduquer et comment?

S'en remettre à la chirurgie, mais dans quelles indications?

Se garnir pour « colmater » les fuites, mais avec quoi?

Envisageons ensemble les différentes solutions...

COMPORTEMENT À REVOIR

Cruel dilemme pour celles qui constatent les signes d'une faiblesse sphinctérienne ou vésicale. Plus question de se livrer sans « retenue » aux joies de la désaltération tout-venant sans quelques réticences, fondées en ce qui vous concerne.

Nous vous suggérons quelques mesures hygiéno-diététiques susceptibles de vous aider à surmonter ce cap difficile.

1. Révision de votre comportement à l'égard des liquides

Mieux vaut éviter les 2 l d'eau quotidiens. En guise de réconfort, songez :

- qu'au moins vous ferez preuve d'originalité ;
- que vous vous épargnerez ainsi une fatigue physique supplémentaire, celle qui consiste à porter à bout de bras 2 kg d'eau chaque matin en plus de ce que vous transportez déjà ;
- que vous gagnerez ainsi de précieuses minutes, toutes celles que l'on consacre à la vidange de sa vessie lorsqu'on boit beaucoup.

Souvenez-vous des propriétés diurétiques des boissons les plus couramment partagées en société (thé et café) et des scénarios qu'elles vous imposent. Si vous êtes amenée à en consommer par envie, par obligation ou dans un souci de convivialité, sachez toujours vous réserver ensuite quelques minutes de tranquillité pour soulager votre vessie. N'en faites pas une obsession... mais un réflexe.

De même, lors d'un repas pris à l'extérieur, ménagez-vous la possibilité d'une parenthèse si le menu affiche potages ou tisanes.

2. Révision de vos habitudes de miction

Programmer vos mictions peut vous sembler contraignant. Là encore, il ne s'agit que d'un réflexe aussi facile à acquérir que celui qui consiste à prendre ses clés en sortant de chez soi. Simple habitude! De même, soulager sa vessie avant de sortir, avant de monter en voiture ou juste avant une réunion qui risque de s'éterniser ne représente pas un effort insurmontable, convenez-en!

Vider sa vessie complètement ne relève pas de l'exploit. A l'issue du chapitre consacré à la cystite, vous mesurez mieux les risques que représentent l'existence de résidus d'urine dans la vessie. Ils sont sources d'infection ou facteurs d'entretien des cystites. Veillez donc à effectuer une miction complète, c'est important.

A bannir de votre vocabulaire tout ce qui ressemble à une rétention volontaire. Vous vous souvenez du proverbe « Ne jamais remettre à demain ce que l'on peut faire le jour même ». Substituez minute à jour et appliquez ce principe à votre vessie. Vous vous épargnerez au moins l'instabilité vésicale auto-entretenue.

3. Révision de vos activités physiques

Abdominaux : prudence! Après un accouchement, évitez de vous ruer sur la gymnastique « abdominale ». Ne soyez pas une « obsédée du ventre plat » si vous ne voulez pas devenir une « victime du périnée distendu ». Vous voulez vous remuscler, soit! Mais priorité au périnée. Les abdominaux sont à programmer ultérieurement. Pour vous en persuader, essayez de vous remémorer le souvenir cuisant et douloureux de certaines séances d'abdominaux entreprises l'été dernier juste avant de partir en vacances pour pouvoir « enfiler le maillot de bain » de l'année passée. Faites provisoirement une fixation sur ce souvenir douloureux et n'entreprenez rien de ce côté avant d'avoir reçu le feu vert de votre kinésithérapeute ou de votre gynécologue.

Très sérieusement, ne compromettez pas votre avenir « périnéal », « sexuel », par des séances d'abdominaux intempestives. Un peu de patience...

Activité physique : à adapter. Plus tard, au moment de la reprise d'une activité physique salutaire, soyez circonspecte et cohérente dans le choix de votre sport.

Il suffit parfois de changer d'activité pour se mettre à l'abri de certains incidents bien connus en cas d'incontinence à l'effet. Encore faut-il être disposée à envisager quelques aménagements.

Ces mesures anodines en apparence suffisent parfois à améliorer les choses ou du moins à ne pas aggraver la situation. A vous d'en juger et de rectifier certains de vos comportements. Elles ne suffisent pas toujours. Tout dépend du degré de vos tracas. Ne baissez pas les bras, toutes les ressources ne sont pas épuisées...

LES MÉDICAMENTS ALLIÉS

Non, tous les médicaments ne provoquent pas d'effets secondaires désagréables, même si l'on a coutume d'associer un peu trop facilement efficacité et apparition simultanée d'effets secondaires. Cela n'a rien de systématique...

Il est vrai, nous l'avons vu dans le chapitre 6, que certaines classes de médicaments peuvent favoriser ou entretenir des troubles urinaires chez les personnes déjà fragiles sur ce plan.

Mais cela ne concerne qu'une petite proportion de médicaments. D'autre part, toutes les vessies ne sont pas en péril. Ne perdons pas de vue que la vocation d'un médicament est de nous guérir ou du moins d'améliorer notre état de santé et non de nous rendre malade.

Autre réflexion non fondée, celle qui consiste à supposer que plus un médicament est chimiquement actif, plus il est difficile à supporter.

Pour en revenir à nos petits soucis et grands tracas, retenons que si la prudence s'impose chez les personnes fragiles dans la prescription de diurétiques, d'antidépresseurs, de calmants, d'autres familles de médicaments seront à l'inverse susceptibles de venir à bout d'une infection urinaire (nous l'avons vu avec les antibiotiques urinaires), d'améliorer la *trophicité* de la muqueuse vaginale (œstrogènes), de rendre sa tonicité à un sphincter défaillant (alpha-stimulants, vitamine E), de calmer une vessie trop contractile... bref de soulager bon nombre d'ennuis touchant la sphère génito-urinaire.

ŒSTROGÈNES ET VAGIN : MUQUEUSE RESTAURÉE

Nous savons qu'après la ménopause (voir chapitre 5), le recours aux œstrogènes semble particulièrement intéressant du fait de l'action « nourricière » qu'ils exercent localement sur une muqueuse vulvo-vaginale atrophiée depuis la disparition des règles, manquant d'élasticité et de lubrification. Ces muqueuses de plus en plus sèches rendent les rapports sexuels délicats, pour ne pas dire douloureux.

Parallèlement, cette atrophie peut favoriser localement l'apparition d'irritations et le développement de germes qui finissent par contaminer le canal urinaire et engendrer des brûlures en urinant.

Parfois aussi, certaines se plaignent de démangeaisons rebelles.

La meilleure façon d'éviter ces ennuis consiste à administrer des œstrogènes par voie locale (voir chapitre 5) venant compenser les défaillances de la nature. Le protocole de traitement généralement adopté après la ménopause conjugue l'administration d'œstrogènes par voie locale en gels, crèmes, ovules, et plus récemment les *patchs* (pastilles autoadhésives contenant un produit qui diffuse progressivement à travers la peau), et de progestatifs par voie orale de façon à restaurer un certain équilibre hormonal.

Dans d'autres cas, on préférera un traitement local strict. Son intérêt réside dans sa grande facilité d'utilisation : une crème à faire pénétrer sur la région vulvaire suivie de la mise en place d'ovules vaginaux selon un rythme variant d'une fois par semaine à 4 jours consécutifs par mois – et sa grande souplesse en raison d'une moins grande rigidité dans le calendrier des prises – en l'occurrence 1 jour d'oubli, voire 2 ou 3, ne prêtent guère à conséquence, même si cela peut au bout du compte amoindrir l'efficacité du traitement. Ajoutons que les contre-indications sont extrêmement réduites et les bénéfices urinaires très appréciables.

Fortifier le sphincter

Deux autres types de traitement contribuent à renforcer un sphincter défaillant :

– *La vitamine E,* sous forme de comprimés ou capsules, est connue depuis fort longtemps. Son efficacité semble plus modérée que celle des œstrogènes. Néanmoins, des générations de médecins et d'utilisatrices restent des inconditionnelles de cette méthode qui connaît depuis peu un regain d'intérêt, car, indépendamment de cette activité sur le sphincter, elle retarderait l'apparition des rides et contribuerait à abaisser le taux de cholestérol.

– *Les alpha-stimulants,* généralement efficaces sur le rhume dans la phase du « nez qui coule », diminuent les sécrétions nasales mais aussi celles des glandes salivaires, au point que la sécheresse de la bouche peut occasionner des ennuis. Ces alpha-stimulants possèdent plus d'une corde à leur arc, ils agissent aussi sur le sphincter urinaire qu'ils rendent plus tonique au point de provoquer certaines difficultés à uriner chez les « enrhumés » consommant ces produits. Grâce à ces constatations « sur le terrain », certains médicaments élargissent leurs indications même si ce type d'effet annexe n'apparaît pas toujours dans la notice. Ne vous étonnez donc pas de ce que peut vous prescrire votre médecin, du renouvellement de certaines médications « *anticoryza* » alors que vous n'êtes pas enrhumée, ou de la prescription de médication contre le vieillissement cérébral alors que vous venez de fêter votre 25e anniversaire. Tout cela peut vous sembler surprenant à vous, et peut-être même à votre pharmacien s'il ne connaît pas les effets annexes de certains médicaments. Les alpha-stimulants remportent donc un certain succès chez les sujets pourvus d'un sphincter trop faible moyennent un ajustement thérapeutique parfois délicat en raison de cette fameuse bouche sèche.

Vessie trop contractile ?

Une vessie trop tonique pourra quant à elle bénéficier d'un traitement visant à la relaxer (*Ditropan*). Ce phénomène est à l'origine de nombreuses « envies » fréquentes, notamment celles qui ne s'accompagnent pas de brûlures.

Mais attention aussi à la bouche sèche...

Canal urinaire trop tonique?

Si l'excès de tonicité s'exerce au niveau du canal urinaire, on peut alors faire appel à des médicaments de la famille des *alpha-bloquants* (type *Sermion, Carlytène, Vasobral*) pour y remédier.

Preuve qu'il existe aussi des réponses médicamenteuses à certains troubles urinaires.

LES AIDES AU DIAGNOSTIC

Un appareil urinaire qui fonctionne mal peut être exploré sous plusieurs angles :

– L'ECBU *ou examen cytobactériologique urinaire à la recherche d'un foyer infectieux, urinaire ou vaginal.*

– Les radios :

– urographie intraveineuse *à la recherche d'une anomalie rénale ou d'un problème urétral responsable du trouble urinaire;*

– cystographie rétrograde;

– colpocystogramme, *radios combinées des ensembles vessie-urètre, col utérin-vagin et rectum-canal anal en poussée et en retenue.*

– Échographie *rénale et des voies urinaires susceptible de mettre en évidence un calcul.*

– Cystoscopie *pour visualiser directement la vessie et l'urètre.*

– Les examens sanguins *avec mesure de :*

– la créatinémie *pour vérifier le bon fonctionnement des reins;*

– la numération et la formule sanguine (NFS), *signe indirect d'une infection, si elle est perturbée;*

– la vitesse de sédimentation *dans l'hypothèse d'un processus inflammatoire.*

– Les explorations urodynamiques, *afin d'étudier les variations de pression au cours du remplissage de la vessie puis au cours de sa vidange. Elles mesurent également la puissance du sphincter et quantifient l'incontinence d'effort. C'est la première investigation à entreprendre avant tout projet de rééducation ou d'intervention chirurgicale. C'est aussi le premier examen à demander en présence de fuites non liées à des cystites.*

RÉÉDUCATION PÉRINÉALE : MODE D'EMPLOI

LE PÉRINÉE : UN MUSCLE COMME LES AUTRES ... OU PRESQUE !

De nos muscles, nous attendons le maximum au point de les solliciter en permanence ; c'est le cas de nos poumons, de nos mollets ou de notre dos. Parfois même, nous leur demandons un surcroît d'effort, mettant ainsi à rude épreuve notre cœur ou nos biceps dans des circonstances exceptionnelles (course, athlétisme, musculation).

Apparemment, nous attendons moins de notre périnée, même si au cours des séances de rééducation nous nous efforçons de lui restituer un tonus qu'il a perdu.

Oui, le périnée est un muscle comme les autres, même s'il n'est pas contracté en permanence, et, à ce titre, il peut réellement tirer profit d'une rééducation. Les résultats de celle-ci semblent plus patents dans le cadre de la vie quotidienne que lors des activités sportives supposant des efforts soutenus de longue durée. Seules, les femmes seront en mesure d'évaluer leur propre degré de satisfaction. Certaines se contenteront d'une amélioration modérée (dans la vie quotidienne par exemple), d'autres ne s'estimeront satisfaites que si les fuites ont totalement disparu, en toutes circonstances, y compris au cours des activités physiques. A chacune de juger selon ses exigences...

La rééducation périnéale utilise la contraction des muscles du périnée pour tenter de renforcer l'action du sphincter urinaire lorsque celui-ci se montre défaillant (insuffisance sphinctérienne = difficulté à retenir ses urines) ou lorsqu'il se trouve dans de mauvaises conditions mécaniques (défaut de transmission des pressions à l'effort entraînant une incontinence d'effort par *cystoptôse*). Pour effectuer cette contraction, imaginez que vous essayez de retenir un gaz ou une envie d'uriner, mais à vessie vide.

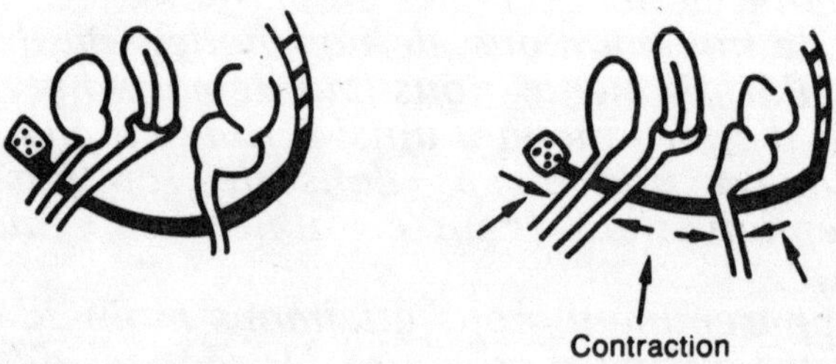

RÉÉDUCATION PÉRINÉALE

Le but de cette suppléance consiste à dynamiser ce groupe musculaire qui se présente comme un hamac tendu du pubis en avant au coccyx en arrière, perforé de trois orifices chez la femme (urètre, vagin, canal anal). Lors de la contraction totale de toutes les fibres en même temps, le périnée se relève, s'horizontalise, et les trois orifices se resserrent.

Dans des conditions physiologiques normales, le sphincter suffit à assurer l'étanchéité.

LES CANDIDATES À LA RÉÉDUCATION

– Certaines femmes savent utiliser spontanément leurs muscles périnéaux « pour se retenir », probablement parce qu'elles ont senti que cela leur était nécessaire. Ces femmes-là ne se rencontrent pas dans les séances de rééducation puisqu'elles se sont en fait rééduquées toutes seules. Si on les voit, c'est qu'elles présentent de vraies fuites ou une difficulté pour se retenir. Dans ce cas, la rééducation sera impuissante, car elle est déjà poussée à son maximum (excellente force musculaire, parfait verrou à l'effort). Ces indications ne relèvent donc plus de la rééducation qui ne leur apporterait rien de plus.

– Il est plus fréquent de rencontrer parmi les femmes qui se plaignent d'incontinence des patientes qui ne sont pas habituées à utiliser leur périnée. Cependant, vient-on à leur demander un verrouillage à l'effort qu'elles le réalisent avec plus ou moins de facilité. Toutefois, dans certains cas, il est plus utile de le leur enseigner. La rééducation consistera à renforcer la puissance musculaire et à apprendre à l'utiliser dans les activités de tous les jours.

– Enfin, un dernier groupe de femmes réclame l'attention particulière des rééducateurs. Il s'agit des patientes qui ne savent pas ce qu'il faut faire pour contracter le périnée. Elles serrent les cuisses, contractent le ventre, les poings, les mâchoires, froncent les sourcils... sans parvenir à localiser leur périnée, d'où le maintien d'un grand silence périnéal. Il faut alors intégrer une étape supplémentaire au schéma de traitement et faire précéder la rééducation décrite plus haut d'une étape visant à leur faire prendre conscience de cette musculature.

Dans ce groupe, il convient d'isoler une petite

catégorie qui « pousse » et réalise ainsi l'inverse de l'effet escompté puisqu'il s'agit de retenir. La plupart du temps, à l'issue de la première séance, on parvient à une bonne compréhension et à la réalisation correcte de la contraction périnéale.

Toutefois, il reste encore des « récalcitrantes ». Quelques minutes de stimulation électrique entraînant une contraction automatique du périnée leur permet alors de mieux comprendre ce qu'il faut faire. On leur demande de se concentrer sur la sensation que cette contraction réflexe provoque et de la reproduire ensuite volontairement.

Le découpage peut être le suivant : 3 secondes de contraction automatique déclenchée par le stimulateur, suivies de 6 secondes de repos, puis de 3 secondes de tentative de contraction volontaire et enfin de 6 secondes de repos, etc.

La POUSSÉE consiste à contracter partiellement le périnée, la contraction provenant de l'arrière, de l'anus au coccyx et aux parties latérales. Cette synergie entraîne la dilatation de l'anus. C'est le mécanisme musculaire mis en jeu lors de la défécation et lors de la poussée au cours de l'accouchement. Mais, si dans le même temps la partie antérieure du périnée souffre d'une certaine faiblesse musculaire et ne se contracte pas, cette contraction relative autour du vagin et de l'urètre risque d'aggraver une tendance au prolapsus et éventuellement une fuite.

La rééducation de *l'inversion de commande périnéale*, qui conduit à « pousser » au lieu de « retenir », consiste d'abord à modifier le schéma corporel moteur de cette région. Dès l'obtention d'une bonne contraction périnéale complète « en retenue » pourvu qu'elle soit de qualité, les troubles diminuent ou disparaissent rapidement. La rééducation peut être très courte et obtient d'excellents résultats.

Si la force musculaire est faible, on se retrouve alors dans le cas précédent, il faut une phase de musculation. C'est plus long et moins sûr.

« Mieux vaut prévenir que guérir... »

La mise en place d'une *politique de prévention avant les accouchements et les interventions chirurgicales* (voir prolapsus et incontinence) apparaît tout à fait fondamentale, car il est plus facile d'apprendre à contracter son périnée « avant » qu'« après ».

En effet, lors de l'accouchement, la musculature perd environ la moitié de sa puissance en raison de la distension qu'elle subit lors de la descente de l'enfant et de sa sortie.

A l'occasion d'une intervention chirurgicale, le processus est identique. Le bistouri doit disséquer l'urètre et la vessie afin de les isoler et les remonter en bonne place. L'inversion de commande périnéale, qui consiste à « pousser » au lieu de « retenir », peut entraîner un lâchage de la fixation chirurgicale. Après un accouchement, cette anomalie entretient et aggrave un prolapsus discret créé par l'accouchement. A l'inverse, une rééducation précoce et bien menée la supprimera.

Cette politique de prévention, qui repose sur la contraction périnéale, constitue notre seul atout dans l'attente de la découverte des véritables facteurs de risques discriminatifs et repérables avant l'accouchement et dans l'attente aussi de la mise au point d'une conduite obstétricale qui serait moins traumatisante pour les périnées...

De quoi dispose-t-on actuellement comme moyens de prévention ?

Avant l'accouchement

– Les séances de préparation à la naissance sont là pour dispenser les informations sur le périnée, pour s'assurer de la prise de conscience de cette musculature périnéale à travers la réalisation par les femmes enceintes d'exercices pratiques, le tout en petits groupes et en consultation individuelle.

Après l'accouchement

– Une visite de contrôle effectuée juste après l'accouchement, alors que la femme est encore à la maternité, permet de s'assurer de la nécessité ou non d'une rééducation. Chaque femme devrait en bénéficier sur son lit, jambes repliées et écartées, on lui demande de contracter son périnée dans le sens d'une retenue. Inutile de pratiquer un « toucher vaginal » pour observer la fermeture de la vulve et l'ascension du noyau fibreux central du périnée lors de cette contraction. La jeune mère qui sait bien effectuer cet exercice sera encouragée à le faire souvent, de même que l'exercice du « stop-pipi ».

En revanche, celle qui présente une inversion de commande ou qui ne semble pas savoir réaliser cette contraction, celle qui souffre de fuites, ainsi que celle qui a un prolapsus devront être immédiatement envoyées en rééducation. Inutile d'attendre 6 semaines ou la fin de l'allaitement.

L'épisiotomie bien faite, au bon moment et bien réparée constitue un moyen de réduire le risque d'insuffisance sphinctérienne, car l'incision donne de l'ampleur à l'ouverture de la vulve et l'urètre en bénéficie. Cependant, elle est incapable d'empêcher la distension des ligaments suspenseurs de la vessie, cause d'une *cystoptôse* ultérieure et par conséquent d'un défaut de transmission.

Quelques progrès...

– *L'électrothérapie.* Les contractions automatiques déclenchées par le stimulateur électrique aident à comprendre comment réaliser ensuite la contraction volontaire et réveillent les muscles très déficients. Ce traitement est totalement indolore.

– *Le bio-feedback.* (Le mot français *biorétroaction* n'a malheureusement pas réussi à s'imposer.) La contraction musculaire est transformée en un signal lumineux ou sonore, d'intensité proportionnelle à sa puissance. Cette technique permet de soutenir l'effort personnel, de rompre la monotonie, de mieux comprendre l'exercice et de mesurer les progrès. Certains appareils très sophistiqués sont capables de fournir au sujet un modèle à suivre sur un écran, modèle dessiné à l'avance, s'apparentant à un cadre à l'intérieur duquel le sujet doit se maintenir pendant toute la durée de la contraction.

– *Les cônes vaginaux* avec lesquels vous pourrez effectuer la rééducation en situation réelle, c'est-à-dire en position verticale et au cours d'activités de la vie quotidienne, se placent comme un tampon périodique. Il s'agit d'un système de *bio-feedback* simple qui ne nécessite ni machine ni électricité, et qui complète parfaitement le travail réalisé au cours des séances de rééducation.

Des limites

Il importe cependant de se rappeler qu'il n'y a pas toujours de corrélation entre la *force musculaire du périnée* et l'amélioration clinique d'une incontinence ou d'un prolapsus.

Il n'existe déjà pas de corrélation systématique entre la force des releveurs cotés cliniquement lors du *testing*, et celle que l'on devrait mesurer pendant chaque examen urodynamique.

A quoi bon faire travailler pendant des semaines une musculature qui a déjà acquis le maximum de ses possibilités par un travail personnel spontané?

A quoi bon faire travailler celle qui, lorsqu'elle contracte son périnée, ne parvient pas à augmenter sa pression urétrale, du fait d'une disposition anatomique particulière, d'une hypotonie trop grande ou d'un bilan de départ vraiment trop catastrophique?

VALEUR ET LIMITES DE LA RÉÉDUCATION

Efficace pour améliorer la situation lors des activités quotidiennes, elle est impuissante face à un effort prolongé, répété. En effet, la contraction du périnée, qui crée un verrou artificiel et peut suppléer le système défaillant, persiste difficilement à force maximum plus de quelques dizaines de secondes et encore, dans le meilleur des cas (de toute façon, cela dure moins d'une minute...). La répétition de sollicitations périnéales intenses (course, saut) semble peu compatible avec un verrouillage prolongé. Il semble en effet plus difficile de faire face à une cascade d'activités physiques soutenues que d'effectuer une contraction à l'occasion d'un simple éternuement...

Autant dire que la rééducation permet de courir dix mètres pour attraper un autobus mais n'est pas en mesure de verrouiller le plancher abdominal pendant toute la durée d'un footing dominical, même s'il ne dure qu'un quart d'heure. Cette rééducation ne vous sera donc pas d'une grande utilité pour le tennis, le jogging, les sauts. En revanche, vous pourrez mettre ces enseignements à profit si vous jouez au golf ou si vous dansez, à condition de pouvoir prévoir les efforts demandés et de vous y préparer en mobilisant un court instant votre périnée.

RÉÉDUCATION : TROIS CLÉS POUR RÉUSSIR

La rééducation périnéale n'est pas une panacée, ni un dépotoir. Les résultats seront d'autant plus probants que :
- l'indication sera bien posée;
- le rééducateur fera preuve d'une compétence certaine, lui permettant de discerner les nuances propres à chaque pathologie et les difficultés surgissant dès lors que plusieurs problèmes se mélangent;
- la patiente aura compris l'importance primordiale de son travail personnel.

LES CHIRURGIES TRADITIONNELLES

Voici quelques années, la chirurgie était le seul recours face à l'incontinence puisqu'il n'existait aucune autre possibilité, si ce n'est l'abstention. Aujourd'hui, les diverses formes d'incontinence bénéficient d'un éventail de solutions, ce qui n'amoindrit nullement la valeur de la chirurgie et son bien-fondé dans certaines indications bien précises, notamment l'incontinence à l'effort due à une mauvaise transmission des pressions. La chirurgie obtient ici de bons résultats, surtout lorsque la vessie et le sphincter sont en bon état.

En revanche, les résultats seront moins probants si ce défaut de transmission se complique d'une insuffisance sphinctérienne.

Lorsque l'indication est bien posée – et c'est le cas de l'incontinence d'effort pure par défaut de transmission –, le geste chirurgical parvient à effectuer une correction anatomique en remontant la vessie de sorte que le sphincter assure sa fonction de retenue de nouveau. Nous ne détaillerons pas ici les différentes méthodes; précisons simplement que les techniques de fixation utilisent la plupart du temps des lambeaux, c'est-à-dire des ligaments prélevés sur la femme elle-même, ou encore, si la qualité des tissus n'est pas excellente, des rubans en matière synthétique, qui ne risqueront pas de compromettre à long terme le résultat de la chirurgie.

Il est évident que l'on ne propose la chirurgie qu'après mûre réflexion et dialogue entre le chirurgien et la patiente, visant à évaluer le degré de gêne et la nature de l'incontinence; les explorations urodynamiques sont, à cet égard, des éléments précieux d'information.

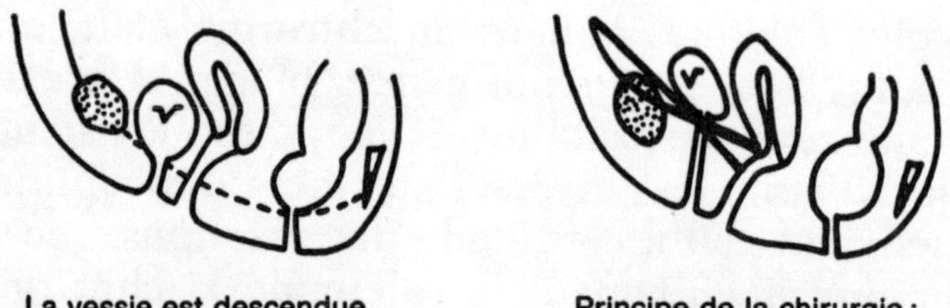

La vessie est descendue... seul le périnée la soutient

Principe de la chirurgie : la vessie est "cravatée", remontée et fixée

PRINCIPE DE LA CHIRURGIE

LE SPHINCTER ARTIFICIEL

Depuis peu, une nouvelle technique peut être proposée dans certains cas désespérés : la mise en place d'un sphincter artificiel *interne, au cours d'une intervention bénigne. C'est une sorte de robinet qui ferme le canal urinaire juste à la sortie de la vessie. Lorsque l'envie de faire pipi apparaît, une petite pression manuelle sur le système placé sous la peau ouvre le robinet, la vessie se vide, une deuxième manœuvre referme le robinet, et le système est étanche jusqu'à la fois suivante.*

Une invention remarquable, encore expérimentale, qui va faire couler beaucoup d'encre...

PROTECTIONS : OBJECTIF CONFORT

Certes, les protections ne résolvent pas le problème de fond : la fuite, mais elles présentent un avantage incontestable, celui de rendre la vie plus supportable quand il n'y a pas d'autre solution. Plus de vêtements tachés, moins de risques d'odeurs... La vie sociale peut suivre son cours. Dans cette optique, les fabricants de couches ont imaginé divers produits méritant une analyse approfondie pour en déterminer le degré de confort, de discrétion, indépendamment du coût et des facilités d'approvisionnement.

Parmi ces produits, il en existe de « spécifiques » qui comportent la mention « pour incontinence » sur l'emballage. D'autres ne le sont pas, leur spécificité se situant sur un autre registre. Nous examinerons ensemble ce qui peut convenir aux fuites pour éliminer ce qui n'est pas forcément adapté.

Les protections simples, communément appelées « serviettes », sont composées d'ouate de cellulose. Elles comportent un voile *hydrophobe* à proximité du corps pour limiter l'humidité et une membrane imperméable du côté externe. Ces protections ne sont pas très adaptées aux fuites urinaires, car la partie en contact avec le corps conserve l'humidité qui apparaît à la moindre fuite, ce qui augmente le risque d'irritation. En dépit de leur épaisseur non négligeable, leur pouvoir absorbant demeure faible. Elles sont destinées à absorber le sang des règles plus épais que l'urine et qui coule en moindre quantité.

Quant aux *protège-slips,* ils ne sont pas non plus très intéressants sauf pour les microfuites (1 à 2 gouttes maximum de temps en temps). Constitués de cellulose très comprimée, ils ont été conçus pour protéger des *spotting,* c'est-à-dire des petites pertes de sang qui peuvent survenir entre les règles lors de la prise de certaines pilules, afin de ne pas tacher irrémédiablement les fonds de slips. Ils conviennent également aux derniers jours de règles ou encore aux « lendemains » d'ovules ou de comprimés gynécologiques, faute de quoi les slips en soie ou en dentelle ne s'en remettent pas. S'ils absorbent bien les produits poisseux, gras, les poudres compactes humides souvent colorées, ils se laissent traverser par l'urine. Aussi, si vous souffrez de fuites d'urine, il faut vous orienter vers des produits contenant des particules superabsorbantes.

Les protections adéquates pour l'incontinence, comme pour bébés, contiennent des particules superabsorbantes. On les appelle protections « super » ou « maxi-absorbantes »; constituées de pâte à papier défibrée « fluff », elles sont garnies au milieu d'une couche de poudre extraite d'algues, les fameux *microcapteurs.* Elles n'ont pas besoin d'être très épaisses pour être efficaces. L'important, c'est qu'elles contiennent des particules superabsorbantes en grande quantité. Cela leur permet de conjuguer minceur et absorption satisfaisante. Leur enveloppe extérieure est constituée d'un feuillet intraversable (c'est-à-dire imperméable) et, qui plus est, étanche grâce à d'astucieux replis gommant le risque de fuites par les côtés (voir croquis). Inutile donc de vous fier au volume extérieur d'une protection pour évaluer le pouvoir absorbant; il est plus important de lire tous les mots qui définissent une protection et d'en décoder la signification.

Il ne reste plus maintenant que le test de l'essayage, chacune ayant sa propre expérience...

A ne pas oublier : une toilette de la peau à l'eau et au savon à chaque fois que vous changez de protection suivie d'un séchage rigoureux, éventuellement au sèche-cheveux.

Si vos fuites sont importantes et que vous choisissez d'utiliser des produits spécifiques pour l'incontinence, à vous de découvrir la taille qui vous convient en fonction de l'intensité de vos besoins, éventuellement de dénicher la marque qui aura les découpes anatomiques correspondant le mieux à votre cas et de respecter la mention « jour » ou « nuit », car les particules absorbantes ne sont pas disposées au même endroit dans les deux cas.

Disponibles en pharmacie ainsi que dans les grandes et moyennes surfaces, ces protections sont également vendues par correspondance, et vous pouvez les commander par l'intermédiaire de vos catalogues habituels.

Ces produits ont appris à mieux conjuguer aujourd'hui les notions de confort et de discrétion. Le confort, ils le doivent aux microparticules d'alginate, une matière rare donc chère importée du Japon, qui présente l'avantage de capter l'urine liquide et de la transformer en gel compact solide. Plus de liquide, cela signifie plus d'humidité. Par ailleurs, le voile qui se trouve en contact direct avec la peau étant poreux et *hydrophobe*, laisse passer la totalité de la fuite sans même être mouillé juste avant qu'elle ne se transforme en gel à l'intérieur de la protection.

Ce voile a été tissé dans une matière spéciale répondant à deux critères : douceur et propriétés hypoallergiques.

Le troisième paramètre méritait lui aussi d'être soigneusement étudié en raison du coût élevé de ces précieux alginates mieux connus sous les noms de *microcapteurs*, de *superabsorbants*. Aussi, pour parvenir à concilier efficacité et économie, la quantité de ces particules d'alginate est calculée au milligramme près, et leur répartition à l'intérieur de la protection est étudiée en fonction de son usage (jour-nuit, femme-homme, urine-règles).

COMPOSITION

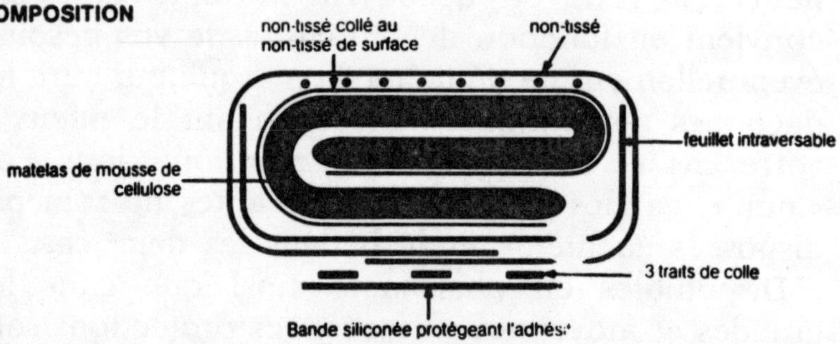

COUPE TRANSVERSALE

Les tampons, protections internes, sont conçus pour absorber le sang des règles dès sa sortie du col de l'utérus, à l'intérieur du vagin. Moyen idéal de protection – du moins en théorie –, ils évitent les odeurs et les irritations. Cependant, seulement 48 % des Françaises les utilisent. Les réticences sont d'ordre pratique (beaucoup ne savent pas les insérer) et psychologiques. On peut proposer la mise en place d'un tampon périodique dans certains cas de fuites d'urine à l'effort, celles qui surviennent uniquement pendant la pratique des sports (tennis, course, jogging, danse). Pour y remédier, on pose dans le vagin, une bonne demi-heure avant le début du sport, un tampon « super maxi plus » de type court, sans applicateur et au besoin lubrifié pour en faciliter la mise en place. Il se dilatera au bout d'un moment grâce aux sécrétions naturelles et comprimera l'urètre à travers la paroi vaginale. Ce dispositif remplacera la compression normale qui aurait dû s'effectuer si la vessie et l'urètre étaient à leur place (voir croquis). Ce système supprime les fuites lors de séances de course à pied et permet à celles qui ont ce problème de continuer un peu à pratiquer leur détente favorite.

Mais n'en abusez pas tout de même; un quart d'heure ou une demi-heure, c'est agréable et sain, au-delà ce genre d'exercice n'est guère recommandé à celles dont la vessie a tendance à descendre (prolapsus ou fuites à l'exercice). Il faut savoir que chaque effort aggrave encore la descente d'organe. Le tampon n'est qu'un « bricolage » qui masque la fuite. N'en attendez pas davantage. Dans certaines situations ou à chaque fois qu'un pied se pose à terre se crée une hyperpression dans le ventre, comme dans la course ou dans la danse, c'est un palliatif momentanément intéressant. Surtout n'oubliez pas de retirer le tampon à l'issue de votre séance de sport.

Les collecteurs, ces systèmes de recueil qui bénéficient d'une bonne mise au point, sont destinés à celles qui ne trouvent pas les protections confortables.

Pour les hommes, les étuis péniens ressemblent à

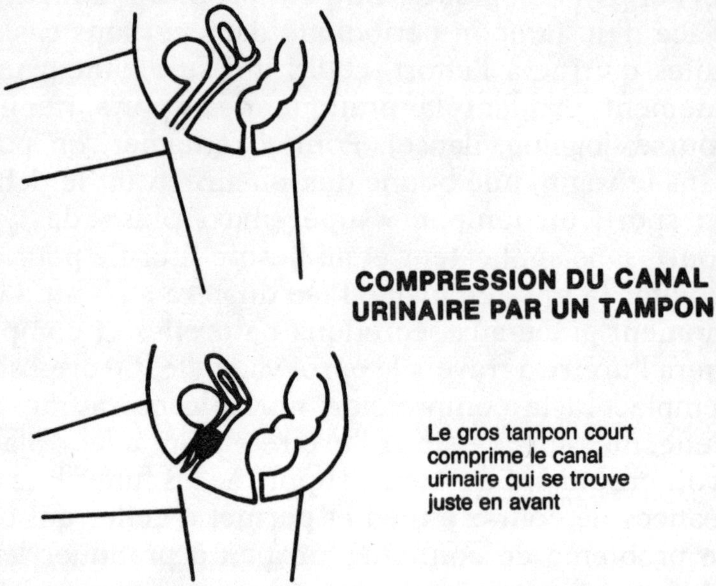

des préservatifs reliés à une poche par un tuyau. Le système est bien étanche, la poche se vide régulièrement.

Chez la femme, il est plus difficile d'assurer un recueil étanche, la morphologie ne s'y prêtant guère. Toutefois, un système récent semble plus prometteur. Son principe consiste, en prenant appui à l'entrée du vagin, à faire refluer l'urine vers l'intérieur du corps et non plus vers l'extérieur, ce qui limite les risques de fuites.

Les systèmes traditionnels se collaient, ce qui causait quelques ennuis compte tenu de la configuration de cette région, rendant les collages délicats, inefficaces et/ou désagréables du fait de l'épilation qu'ils réalisent en même temps.

Les pessaires, c'est ainsi que l'on désigne ces anneaux en caoutchouc armé qui, introduits au fond du vagin, soutiennent la vessie à travers la paroi vaginale. Ils furent très à la mode il y a 30 ou 50 ans, alors qu'on opérait moins facilement les prolapsus. Aujourd'hui, les chirurgiens se moquent un peu de ce dispositif désuet. Certaines femmes répugnent cependant à se faire opérer ou souhaitent différer une intervention pour diverses raisons. Ce système peut donc fort bien dépanner. A essayer éventuellement, tant pis pour la mode...

Conclusion

Quoi de plus injuste que cet acharnement de la nature ! Songez donc : les unes avalent quotidiennement des litres d'eau, se retiennent des heures durant sans JAMAIS se plaindre de fuites ni d'aucun désordre urinaire. Les autres limitent leurs boissons, se plient en permanence au bon vouloir de leur vessie et passent leur temps à « redouter » ou à « colmater » les fuites.

Les « acrobates » du système urinaire pratiquent couramment le stop-pipi 10 fois de suite et repartent chaque fois à l'assaut de théières pleines. Les autres n'osent même plus accepter le moindre petit verre de limonade de peur de se trouver fort embarrassées.

Il faut bien que *vessie se vide*...

Tout cela devrait théoriquement s'effectuer le plus naturellement du monde, pensez-vous, et vous avez raison puisqu'il s'agit d'un réflexe un peu comme celui de respirer ou de laisser battre son cœur. 24 heures sur 24, cœur et poumons se démènent sans même que nous y prêtions attention, sauf en de rares moments d'émotion intense ou de palpitations liées à la pratique d'un exercice physique. De la même façon, en situation normale, vessie et sphincter savent en principe « se faire oublier ».

– MISSION ACCOMPLIE, pour nous si, vous qui étiez fâchée avec votre vessie, avez pu redresser des situations inconfortables.

– REGARD AMUSÉ, le vôtre, si vous restez étrangère à tous ces tracas. Rien à craindre côté vessie, dites-vous, mais peut-être plus d'inquiétude côté estomac, foie, intestins. A chacun ses bobos...

– OBJECTIF ATTEINT, le nôtre, si ces pages vous ont fourni des informations vous permettant de recouvrer ces « automatismes naturels » qui vous faisaient défaut, et avec eux le silence retrouvé de cette fonction d'élimination.

– SOUHAIT EXAUCÉ – au-delà de toute espérance –, le nôtre, si, ne soupçonnant même pas ces troubles de l'élimination avant d'ouvrir ce livre, vous êtes aujourd'hui convaincue qu'ils existent, que certains de vos comportements peuvent les favoriser ou les entretenir et qu'ils bénéficient de traitements.

Bon à savoir, même si...

Table des matières

Introduction 7

1. L'ÉLÉMENT LIQUIDE, SON IMPORTANCE

Il était une fois l'eau 11
Pureté et purification 13
L'eau qui nettoie 15
La fuite dans l'inconscient collectif, sa signification selon les cultures, les civilisations et les époques de l'Histoire 16
« A boire et à manger » : pot-pourri d'expressions populaires sur le thème de l'eau et de la boisson 19

2. LES LIQUIDES EN NOUS

De chair et d'eau... 23
Le sang : liquide n° 1 24
L'urine : composition, diurèse 25
Le grand filtre rénal 26
Des urines de toutes les couleurs... 27
L'équilibre toujours! Les apports, l'élimination 28

Au centre de l'équilibre : l'hormone antidiurétique 31
Diurétiques : mode d'action. 33
Questions diverses relatives à l'élimination 34
– 2 litres d'eau par jour, une moyenne 34
– Plus on boit, plus on élimine........ 35
– S'enivrer d'eau, c'est devenir potomane............................... 37
– Sous la douche... le robinet qui coule... les mains dans l'eau..................... 37
– L'énurésie : pipi au lit après 6 ans .. 38
– Histoires de pilotes.................. 39
Se retenir : exploit, défi, contrainte 41

3. Les liquides et nous : notre comportement à leur égard

« BOIRE, C'EST BON POUR LA SANTÉ. » .. 47
« Buvons, éliminons ! » = boire pour maigrir.............................. 47
« Si on se prenait un petit café ? » = plaisir convivial......................... 48
Le café, un breuvage aux vertus multiples.................................. 50
« Deux grands verres d'eau le matin au réveil, ça vous dégage les intestins » = boire pour éviter la constipation 53
« Mon comprimé dans un grand verre d'eau », l'eau inséparable des médicaments............................... 56
« Boire beaucoup pour éviter les calculs » 59
« Un verre d'eau pour renoncer au carré de chocolat », boisson substitut dans un régime amaigrissant 61
Nitrates, fluor, calcium sur la sellette. 62

LES UNES BOIVENT, LES AUTRES TRINQUENT, *OU LES MILLE ET UNE RAISONS DE NE PAS BOIRE* 64
« Moi, je n'ai jamais soif » 64
« Non merci, je n'ai plus soif » sous-entendu « j'ai peur des fuites ». 65
« Les W.-C. ». 66
« Vous ne buvez pas assez », la déshydratation du sujet âgé 66

4. ÉQUILIBRE URINAIRE : ATTENTION, FRAGILE

Mécanisme de la continence et de l'incontinence 72
L'univers mictionnel : entre le trop... et le pas assez! 78
L'univers mictionnel : entre le pas assez et le trop! 81

5. QUAND TOUT SE DÉTRAQUE

Facteurs révélateurs de l'incontinence .. 87
La grossesse........................ 92
L'accouchement 94
Après l'accouchement 99
La fameuse descente d'organes........ 102
La ménopause........................ 103
Les médicaments qui soignent une chose... et en détraquent une autre 105
Le vieillissement : « on a l'âge de ses artères, mais on est souvent plus jeune que son sphincter » 110
Les aléas de la chirurgie 114
« vingt ans après on paie les pots cassés », ou l'instabilité vésicale auto-entretenue par certaines conduites 123

6. Et la cystite... une vraie calamité
La cystite chronique 130
Cystalgies à urines claires 134

7. Quelques réponses

Comportements à revoir 139
Les médicaments alliés 142
Rééducation périnéale : mode d'emploi . 147
Le périnée : un muscle comme les autres... ou presque 147
Valeur et limites de la rééducation 154
Les chirurgies traditionnelles 155
Le sphincter artificiel 157
Protections : objectif confort 157

Conclusion 165

Cet ouvrage a été réalisé sur
Système Cameron
par la SOCIÉTÉ NOUVELLE FIRMIN-DIDOT
Mesnil-sur-l'Estrée
pour le compte des Éditions Stock
le 2 mai 1990

Imprimé en France
Dépôt légal : Mai 1990
N° d'édition : 7578 – N° d'impression : 14494
ISBN 2-234-02264-9
54-20-3905-4

54-3905-4